小児期トラウマと闘うツール

進化・浸透するACE対策

The Deepest Well

Healing the long-term effects of childhood adversity

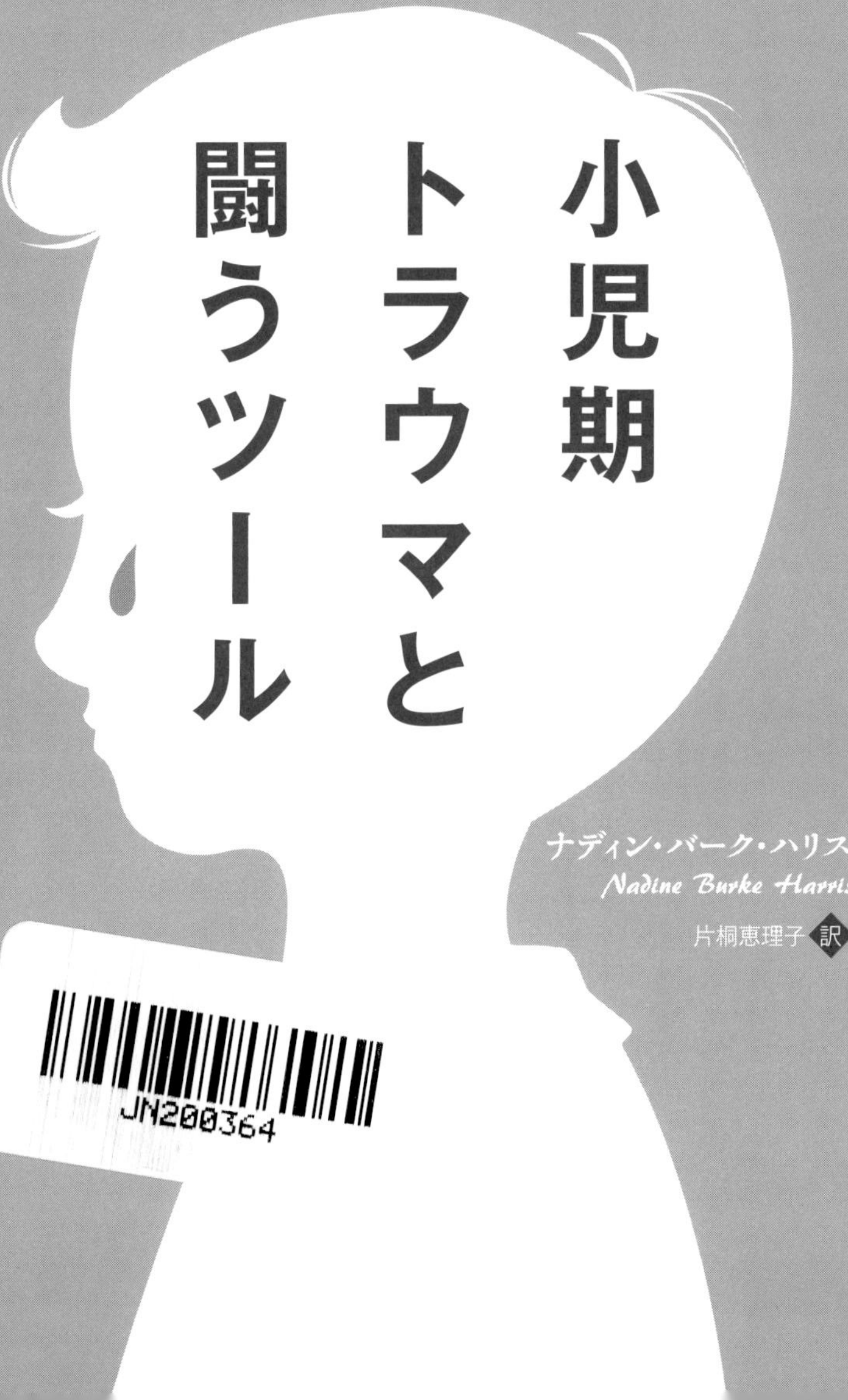

ナディン・バーク・ハリス
Nadine Burke Harris
片桐恵理子 訳

両親とベイビュー・ハンターズ・ポイントのみなさんへ。
どんな大学の授業よりも多くのことを教えてくれてありがとう。

目次

第4部　革命

注
Author's Note

本書の内容はすべて事実である。ただし匿名性を守るため、場合によって名前や個人情報に変更を加えている。前作と重複する描写もあるが、あらかじめご了承いただきたい。

序章
Introduction

普段と変わらない土曜日の朝5時、43歳の男性――ここではエバンと呼ぼう――が目を覚ます。妻のサラは、いつものように丸くなり、自分の額に腕を乗せてエバンの隣で静かに寝息を立てている。ごろりと体の向きを変え、ベッドを出てトイレに行こうと思ったエバンは違和感を覚える。

寝返りがうてない。どうやら右腕がしびれているようだ。

長い時間身体の下敷きになっていたのかもしれない、とエバンは考えながら、血液がふたたび循環する、あのピリピリするような感覚を待つ。

指先を動かし、血の巡りを促そうとするが、何ともならない。そうこうしているうちに膀胱への圧力が増していき、起き上がろうとしたが、やはり動けない。

どうしたのだろう……？

普段どおりに動かそうとした右足は、やはりぴくりとも動かない。

もう一度やってみる。だめだ。

今朝はどうも調子が悪いようだ。自分の思いどおりに体が動かず、尿意だけが目下の大問題に思えるなんて変な感じだ。

「サラ、手を貸してくれないか？　トイレに行きたいんだ。きみがベッドから押し出してくれれば、ここでしなくてすむから」。最後のほうは冗談を交えてサラに言う。

「どうしたの、エバン」。頭を持ち上げ、目を細めて彼を見ながら、サラが言う。「エバン？」

2度目に彼の名前を呼ぶ声が高くなる。

彼女がひどく不安げに自分を見ていることにエバンは気づく。その顔は、息子たちが熱や病気で夜中に目を覚ましたときと同じだ。ただ少し押してほしいだけなのに、その顔は大げさだろう。まだ朝の5時なのだ。軽く流してくれればいい。

「サラ、トイレに行きたいんだ」とエバン。

「どうしたの？　エバン？　何があったの？」

サラが飛び起きる。明かりをつけ、まるで土曜の朝刊に踊るショッキングな見出しを読むみたいにエバンの顔をのぞきこむ。

「何でもないよ。トイレに行きたいだけだ。脚がしびれていて。もう漏れそうなんだ」

左側に体重をかければ、体勢を変えられるだろうし、すぐに血も巡りはじめるだろう。とにかくベッドから出たい。

右側の手足がしびれているだけではないと気づいたのは、そのときだった——顔もしびれている。顔の右半分が動かない。

どうなっているんだ？

エバンは左足に生温かいものを感じる。

下着が濡れている。おしっこがベッドのシーツにしみていく。

「大変！」。サラが叫ぶ。夫がベッドで漏らすのを見た瞬間、サラはことの重大さを悟ってすぐさま行動に移る。エバンの耳に、ベッドから飛び出たサラが、10代の息子の部屋に駆けていく音が聞こえる。壁越しに何やらぼそぼそと話す声が聞こえ、やがて妻が戻ってくる。サラはエバンのそばに腰かけると、エバンを抱きしめて顔をなでる。

「大丈夫」。サラが言う。「大丈夫だからね」。静かで、落ち着いた声音。

「いったいどうしたんだ？」。妻を見ながらエバンが訊く。妻を見上げながらふと、自分の言葉は妻に伝わっていないのではないかと思いはじめる。唇を動かして言葉を発してはいるが、どうやら妻にはまったく伝わっていないようだ。

そのとき、能天気な歌に合わせてハートが跳ね回るばかげたコマーシャルが思い浮かんだ。

Fは顔が垂れ下がっている（Face drooping）。ぴょん、ぴょん。

Aは腕の力がない（Arm weakness）。ぴょん、ぴょん。

Sは言語障害（Speech difficulty）。
Tは９１１に連絡を（Time to call 911）。
脳卒中の兆候を知り、すばやく（ＦＡＳＴ）行動を。

なんてこった！

…

早朝にもかかわらず、エバンの息子のマーカスは急いで戸口へ向かい、母親に電話を手渡す。父親を心配そうに見つめる息子の視線に、エバンの心臓がぎゅっと縮こまる。エバンは息子に大丈夫だと伝えようと思ったが、そんなことをすれば息子の心配が増すだけだろう。恐怖に顔をゆがめたマーカスの頬に、涙が伝い落ちていく。

９１１に通報した妻のサラはきっぱりとこう言う。

「すぐに救急車を。いますぐに！　夫が脳卒中を起こしたんです。ええ、まちがいありません！　体の右側が動かなくて、顔の半分も動きません。いえ、夫はしゃべれません。言葉が不明瞭で何を言っているのかわからないんです。急いでください。いますぐ救急車を！」

…

5分と経たずに、連絡を受けた救急隊が到着。玄関をノックし、ベルを鳴らす。サラが階段を駆け降り、彼らを招き入れる。サラはこの物音で、まだ自室で眠っている下の息子が起きてしまうのではないかと心配したが、幸いにも目覚めない。

エバンは天井の廻り縁を見上げながら、気持ちを落ち着けようとする。意識が遠のき、眠りに落ちてしまいそうになる。これはまずい。

次に気づくと、エバンはストレッチャーで階下に運ばれているところだった。降ろす角度を調整するためか、救命士たちが立ち止まる。その瞬間、エバンは自分を見つめるひとりの救命士の表情を捉えて凍りつく。憐れむような顔。かわいそうに、これは厳しいかもしれない。

玄関を出るとき、またこの家に戻って来られるだろうかとエバンは思う。妻と息子たちのもとに。救命士の表情から察するに、おそらく無理だろう。

救急救命室に到着したサラは、エバンの病歴についてあれこれ訊かれる。病気に関係しそうな事柄について、サラは詳しく答える。エバンはコンピュータ・プログラマーであること。毎週末マウンテンバイクで出かけること。息子たちとよくバスケットボールをすること。すばらしい父親であること。幸せであること。最後の検診では、医師から問題はなさそうだと言われていたこと。医師が電話で、同僚の医師にエバンの状態についてこんなふうに言っているのをサラは耳にする。「43歳男性、非喫煙者、危険因子なし」

ところが、サラもエバンも、エバンの医師でさえ気づかなかったが、エバンには危険因子があった。しかも、きわめて重大な。実際エバンは、このリスクを抱えていない人より、2倍以上も脳卒中を起こす可能性が高かった。当時はERの誰も知らなかったこの要因こそ、何十年にわたる目には見えない生物学的プロセスを経て、エバンの心臓血管、免疫システム、内分泌系を蝕んでいったものだった。これこそが、脳卒中を引き起こした最大の要因と思われるものだった。この危険因子や潜在的影響は、エバンが何年にもわたって受けつづけた定期検診ではまったく表に出てこなかった。

これのせいで、起き抜けに半身が麻痺する（あるいは無数の他の疾患が発症する）リスクが高まるのはめずらしくない。国民の3分の2が経験し、ありふれた日常のなかに潜んでいるもの。それは何か？　鉛？　アスベスト？　有毒な梱包材？

小児期の逆境だ。

脳卒中、心疾患、がんなどと、子供のころの経験を関連づけて考える人はまれだろう。一方で、子供のころのトラウマが当事者に感情的、心理的影響を与える可能性については大抵の人が知っている。運の悪い（〝弱い〟と呼ぶ人もいるが）者が陥る最悪のケースは、薬物乱用、くり返される暴力、投獄、心の病などだが、誰にとっても子供のころのトラウマはできれば話したくない思い出であり、恋人にも5回目か6回目のデートまでは打ち明けないだろう。それはつらい経験であり、心の重荷なのだ。

小児期の逆境について、私たちは知っているつもりでいる。神がまだ幼かったために、暴言や育児放棄、暴力や恐怖にさいなまれ、トラウマやストレスに直面した子供たち。両親は飲んだくれ、あるいは逮捕され、あるいは離婚している。だが、賢く強い者は、過去を克服し、意志の力で勝利を勝ち取っていく。

本当にそうだろうか？

幼いころの困難を克服し、あるいはそれを糧に強い自分になっていくという、ホレイショ・アルジャーの書く小説のような物語は誰もが耳にしたことがあるだろう。こうした話はアメリカ人の文化的ＤＮＡに刻み込まれている。幼いころにストレスを経験したことのある何億ものアメリカ人（世界中なら何十億の人々）は、小児期の逆境が意味するものを、せいぜい一部しかわかっていない。それどころか倫理観をふりかざし、小児期の逆境の影響に長い間苦しんでいる人々の恥や絶望の気持ちを掻き立てることもめずらしくない。しかしそこには、肝心な部分がごっそりと抜け落ちている。

20年にわたる医学研究で、小児期の逆境はたしかに人々を悩ませ、何十年とかけて身体的変化をもたらすことが判明している。それは子供の成長曲線や生理機能に影響することもあれば、一生涯にわたって慢性炎症やホルモンの変動を引き起こすこともある。またＤＮＡを改変したり、細胞の複製方法を変えたり、劇的に心臓疾患、脳卒中、がん、糖尿病のリスクを高め――アルツハイマーのリスクをも高めることもある。

この新たな科学的事実は、私たちのよく知っているはずのホレイショ・アルジャーの物語に一石を投じる。のちにこの研究が明かしたところによると、逆境を自力で〝乗り越えた〟ヒーローたちでさえ、突然立ち止まってしまうことがあるという。厳しい子供時代を過ごした多くの人々が好成績をおさめ、大学に行き、家族をつくっている。彼らはやるべきことをやり、逆境を乗り越え、すばらしい日常を築き――やがて病気になってしまう。脳卒中を起こし、あるいは肺がんにかかり、あるいは心疾患をわずらい、あるいはうつ病に悩まされる。暴飲暴食をしてきたわけでも、タバコを吸っていたわけでもない彼らに、病気の原因はさっぱりわからない。すでに過去は捨て去ったのだから、その過去が関係しているはずはないのだ。

しかし実際は、どれほどがんばっても、エバンのようにつらい小児期を経験した人は、心疾患のような慢性的な病気やがんになるリスクが非常に高い。

でもなぜだろう？　なぜ幼少期のストレスが中年になって、あるいは定年を迎えたころにもまだ健康被害をもたらすのだろう？　効果的な治療はあるのだろうか？　自分や子供たちの健康を守るにはどうしたらいいのだろう？

２００５年にスタンフォード大学で小児科の研修を終えたころの私は、こうした疑問を抱くことすらなかった。みんなと同じように、物語の一部しか見ていなかった。けれどやがて、偶然か必然か、まだ知られていない物語を垣間見ることになる。それはまさに、いかにも逆境が多そうな場所からはじまった――豊富な物資を持つ裕福な町の片隅に押しやられた、貧しい有色人種のコミュニティだ。サンフランシスコのベイビュー・ハンターズ・ポイントで、私は小児病院を開業した。そこでは、幼い患者たちが日々、ひどいトラウマやストレスに悩まされていた。ひとりの人間としてその姿に愕然としつつも、科学者兼医師として自分を奮い立たせ、私は問診を開始したのだった。

この旅路は（本書を読むみなさんにとってもそうだといいが）子供時代の逆境について、これまでとはまったく異なる見方を教えてくれた。本書のページをめくるごとに、あなたも理解を深めていくに違いない。子供時代の逆境があなたや、あなたの愛する人の人生にどう影響するのかを。そして何より、ひとりの人間、ひとつのコミュニティからはじまり、やがて国民の健康意識を変革するほどの影響力を持つことになる、癒しの方法を学ぶだろう。

第1部　発見

第1章　何かがおかしい
Something's Just Not Right

ベイビュー・チャイルド・ヘルス・センターで次の患者を診ようと診療室へ入った私は、思わず笑顔になった。私たちはこのクリニックをできるだけ家族で訪れやすく、親しみやすい場所にしようと努めてきた。室内はパステルカラーに塗られ、格子柄の床も雰囲気にマッチしている。動物の赤ちゃんの絵が洗面台の上の壁を横切り、ドアに向かって歩いていく。よく知らなければ、貧しいベイビューではなく、サンフランシスコの高級住宅地であるパシフィック・ハイツ周辺の小児科クリニックにいると思うかもしれない。まさにそれこそが狙いなのだが、私たちはこのクリニックを、みんなが自分の価値を実感してくれるような場所にしたかった。

私が診察室に入っていくと、ディエゴの目は赤ちゃんキリンの絵にくぎづけだった。そして少年がこちらに気づいて笑みを浮かべ、もじゃもじゃの黒髪のあいだからこちらをうかがう姿を見た瞬間、なんてかわいらしいのかしら、と思った。椅子にちょこんと腰かけた少年の横には、3歳の妹をひざに乗せた母親が座っている。診察台に上がるよう指示すると、少年は言われたとおり台に上がり、脚を前後にぶらぶらさせた。カルテを開き、生年月日を確認してからもう一度少年に目をやる。ディエゴはかわいいだけじゃなく、小さかった。

すばやくカルテをめくり、私の第一印象を裏づける客観的なデータを探した。ディエゴの身長を成長曲線に書きこみ、間違いがないかダブルチェックする。この新規の患者の身長は、普通の４歳児の50パーセンタイル〔10人中後ろから5番目〕だった。

それくらいならさしておかしくはない。ただし、ディエゴは７歳なのだ。

これはおかしい、と私は思った。というのも、この点をのぞけば、ディエゴは普通の子供となんら変わらないように見えるのだ。私は診察台のほうへ椅子ごと近づくと聴診器を取り出した。そばで見ると、ひじの内側にかさかさになったひどい湿疹があり、肺からは明らかに喘鳴が聞こえた。ディエゴは学校の保険医から、注意欠陥多動性障害（ＡＤＨＤ）――過剰な活動、注意力散漫、衝動的な行動を伴う慢性的な疾患――を指摘されているという。ディエゴがＡＤＨＤを発症した何百万人という子供のひとりかどうかはともかく、初期診断では、慢性的な喘息、湿疹、発育不全のほうが気になった。

ディエゴの母親のローザは心配そうに息子の診察を見守っていた。じっと息子を見つめる目は不安の色でいっぱいだ。妹のセレナは、室内にあるきらきらした小物をせわしなく見回している。

「英語とスペイン語、どちらで話したほうがいいですか？」。私はローザに訊いた。

ローザがほっとしたような顔になり、こちらへ体を乗り出した。

待合室で記入してもらったディエゴの病歴についてスペイン語で話したあと、私はいつものようにこう尋ねた。診断を下す前に必ずする質問だ。他にこちらが知っておくべき事情はありませんか？

彼女の額に不安を示すしわが刻まれた。

「この子は学校にうまくなじめないんです。保険医の先生は薬でよくなるとおっしゃっていますが、本当でしょうか？　どんな薬を飲めばいいのでしょう？」

「学校になじめていないと気づいたのはいつごろですか？」と私は訊いた。

少し間があき、緊張でこわばっていた母親の目に涙が浮かぶ。

「先生！」と彼女が言い、勢いこんでスペイン語で話しはじめた。

私は彼女の腕に手を置くと、それ以上感情がたかぶらないうちに、助手を呼んでセレナとディエゴを待合室に連れて行かせた。

ローザの話は楽しいものではなかった。彼女はそれから10分ほど、ディエゴが4歳のときに受けた性的虐待について私に語った。ローザと彼女の夫は、サンフランシスコの高すぎる家賃の節約のため同居人を受け入れていた。それは建設に携わる夫の、仕事がらみで知り合った家族の友人だった。その男が越してきてからディエゴが前にも増して自分にべったりになり、引っ込み思案になったことにローザは気づいていたが、理由はまったくわからなかった。ある日、帰宅すると、その男とディエゴが一緒にシャワーを浴びているのを見つけるまでは。すぐに男を追い出し警察に届けたものの、すでに手遅れだった。ディエゴは幼稚園で問題を起こすようになり、学年が上がるにつれてどんどん勉強についていけなくなった。さらに悪いことに、夫は自分を責め、いつも怒ったような顔をしていて、前から飲みすぎがちだった酒量が事件後ますます増えた。夫のいらだちやお酒が家族にとってよくないことはわかっていても、ローザにはどうすることもできなかった。そしてローザの話しぶりから察するに、ほぼまちがいなく彼女自身もうつ病をわずらっていると思われた。

私はディエゴの喘息と発疹の治療をし、ＡＤＨＤや発育不全についても調べることを約束した。ほっとため息をついたローザは、少し安心したようだった。

それからしばらく無言で座っていたが、私の気持ちははやっていた。２００７年にこのクリニックを開業して以来、私はずっと、自分の理解を超えた何かが患者に起こっていると考えていた。それは私が担当した多くのＡＤＨＤの症例からはじまった。私が診てきたＡＤＨＤ患者の大半は、ディエゴと同じく突然発症したわけではなかった。崩壊した日常や、トラウマに苦しんでいる人々がその症状を発症する確率がきわめて高く、たとえばある双子は家庭で殺人未遂を目撃したあとに授業の単位を落としたり学校でけんかをしたりするようになり、ある３兄弟は、両親の離婚が泥沼化し、ベイビュー警察署で親権を交代するよう裁判所命令を出される事態になったあとで、急激に成績が落ちている。患者の多くはすでにＡＤＨＤの治療を受けていて、なかには抗精神病薬を服用している者もいる。多くの患者にとって薬物治療は助けになっている一方で、そうでない人もたくさんいた。たいていの場合、私はＡＤＨＤの診断を下すことができなかった。ＡＤＨＤの診断基準[1]によると、ＡＤＨＤの診断を下す前には、（広汎性発達障害、統合失調症、その他の精神疾患など）他の疾患ではないことを説明しなければならない。だがそこに、もっと微妙な答えがあったとしたら？　これらの症状――衝動が制御できなかったり、集中力が欠如していたり、じっと座っていられなかったりすること――が精神の病ではなく、生物学的過程で脳がうまく機能しなくなった結果だとしたら？　精神疾患は単に生物学的な疾患ではないのだろうか？　こうした子供たちの治療を試みるのは、形の合わないパズルのピースを無理やり押しこもうとするようなもので、症状、原因、治療法は似ていても、いまいちしっくりこなかった。

　私は心のなかで情報を巻き戻しながら、ディエゴや双子など、過去に出会ったあらゆる患者を分類していった。そしてすぐに10歳のケイラを思い出した。彼女の喘息は、とくに抑えるのが難しかった。最後に喘息が再発したあと、私はケイラと彼女の母親と一緒に、ケイラの投薬治療を徹底的に見直した。私たちがすでに思いついた原因以外に（ペットの毛やゴキブリ、洗剤にいたるまであらゆるものを見直した）喘息の引き金になるようなものに心当たりはないかと母親に尋ねると、母親はこう言った。「この子の父親がこぶしで壁に穴をあけるたびに、悪化している気がします。喘息と何か関係あるんでしょうか？」

　ケイラとディエゴはそれぞれ一患者に過ぎなかったが、他にも大勢の仲間がいた。私は来る日も来る日も、奇妙な発疹を抱えた、覇気のない幼子に出会い、髪の毛の抜け落ちた幼稚園児に出会った。伝染病ではないかと思うほど、学習能力や行動に問題のある大勢の子供がいたし、中学生になって早々うつ病を発症した子供たちがいた。そして特殊なケースでは、ディエゴのように成長しない子供もいた。私は彼らの顔を思い出しながら、障がい、病気、症候群、そして今後の人生に破滅的な影響を引き起こす可能性のある小児期の挫折の条件など、付随するチェックリストを心のなかで繰っていった。

　私のカルテに記載された特定のパーセンテージを見れば、多くの医学的問題だけでなく、胸が痛むようなトラウマの物語の数々を知ることになるだろう。カルテに書かれた血圧測定値や肥満度指数から、さらに社会歴のページまでめくっていけば、親による監禁、複数の里親先への転居、身体的虐待の疑い、立証された虐待、精神疾患のある家族、または薬物を乱用していた家族の存在など、さまざまな事情があることがわかるだろう。ディエゴの１週間前に、私は１型糖尿病をわずらった６歳の少女に会ったのだが、彼女の父親は３回つづけてハイな状態でクリニックへやってきた。彼にそのことを指摘すると、大麻は頭のなかの声を鎮めてくれるから心配しなくて大丈夫だと返された。クリニックを開業した最初の年、ざっと１０００人ほどの患者を診たなかで、自己免疫性肝炎という、10万人に３人にいるかいないかのめずらしい病気[2]の診断をふたりもの子供に下した。いずれのケースでも患者はつらい状況を経験していた。

私は何度も自問した。果たして関連性はあるのだろうか？　つらい経験と病気の両方を持った子供がほんのひと握りだけだったら、私はこの結果を偶然とみなしたかもしれない。しかしディエゴのような状況は、私が過去1年で診察したなかだけでも何百とあった。「統計的有意性」「確率的に偶然とは考えにくく、意味があると考えられること」というフレーズが頭の中で鳴り響いた。毎日むなしい気分で帰宅した。私は子供たちの治療を精いっぱいしていたが、十分というには程遠かった。ベイビューには得体のしれない原因疾患がはびこっていて、ディエゴのような子供たちに出会うたびに、私の胃痛はひどくなっていった。

・・・

長いあいだ、小児期の逆境と健康被害のあいだにある生物学的なつながりを考えては、打ち消すことをくり返してきた。ひょっとしたら……もしも……おそらくは……こうした疑問を抱きながらも、なかなかピースをつなげなかったのは、最近の出来事から症状を発症する患者もいれば、何年も前の出来事が影響している患者もいたからだ。というのも、こうした非連続的な時間軸では、論理的にも順序的にも私の世界観にそぐわなかったからで、その裏にある物語を見出すのは困難だったのだ。のちにこうした疑問は、奥底に隠された真実を示す手がかりだったと確信するものの、夫にベビーシッターと出ていかれた昼ドラの妻のように、私が気づくのはもっとあとのこととなる。手がかりとなったのは、ホテルの領収書やほのかな香水の香りではなく、無数の小さな兆候だったが、いまとなっては、なぜ見逃していたのだろうと思わずにはいられない。ずっと目の前で見てきたのに、と。

私がそうした曖昧な状態で何年も過ごしたのは、研修で習ったとおりに仕事をしていたからだ。逆境と健康のあいだに生物学的なつながりがあるというのは、単に自分の勘でしかないことはわかっていたし、科学者としては何らかの決定的な証拠がなければその関連性を受け入れられない。たしかに私の患者は深刻な健康被害を抱えている、だが、それは彼らの住むコミュニティに特有のものではないだろうか？　医学研修と公衆衛生の知識の両方が、私にそのとおりだと告げていた。

不健康さと貧しいコミュニティの関係性はよく知られている。どんな生活を送っているかだけでなく、どこに住むかによっても健康に与える影響が異なることも知られている。公衆衛生の専門家や研究者は、統計的な基準値に比べて健康被害が著しい場合、そのコミュニティを「ホットスポット」と呼ぶ。一般的な見方として、ベイビューのような場所で健康格差が生じるのは、住民が病院に行くのが難しく、治療の質も低く、健康、十分な食料、安全な住まいなどに関する選択肢が少ないからだとされている。ハーバード大学大学院で公衆衛生の修士課程にいた当時、人々の健康を促進したいなら、まずは住民が気軽に行けて、かつ質の高い医療施設をその地域につくることが大切だと学んだ。

研修期間を終えるとすぐ、私はかねてからの目標だった、都市における健康格差に特化したプログラムを立ち上げるべく、サンフランシスコのローレル・ハイツ地域にあるカリフォルニア・パシフィック・メディカル・センター（ＣＰＭＣ）に入職した。病院のＣＥＯマーティン・ブロットマン博士が、自分も取り組んできたそのプログラムを補強するために、私を雇い入れたのだ。働きはじめて2週目、私のオフィスにやってきた上司から「サンフランシスコにおける地域保健活動評価２００４年度版」[3]という１４７ページにわたる資料を渡された。それからすぐに上司は休暇を取ると、ほとんど指示らしい指示も出さないまま、私にすべてを託していってしまった（いま思えば、これは彼の人を見抜く才能だったのかもしれないし、単なる無謀だったのかもしれない）。私は公衆衛生マニアとして、できることからはじめた――数字を見て、状況を評価すること。サンフランシスコ在住のアフリカ系アメリカ人の大半が暮らすベイビュー・ハンターズ・ポイントは貧しいコミュニティだと聞いてはいたが、２００４年の評価報告書を見て私は仰天した。郵便番号ごとにグループ化されたものを見ると、サンフランシスコにある21の郵便番号のうち、17の早期死亡者の原因[4]は虚血性心疾患で、これはアメリカ合衆国における死因第1位である。また、３つの郵便番号ではその原因にＨＩＶ・エイズが挙げられていた。しかしベイビュー・ハンターズ・ポイントだけは、早期死亡の原因が暴力だった。資料によるとベイビュー（郵便番号９４１２４）のすぐ隣[5]はマリーナ地区（郵便番号９４１２３）で、ここはベイビューの近隣に広がる裕福な都市だ。数字を指で追いながら、私は唖然とした。

資料によれば、ベイビューの郵便番号内にいる子供は、マリーナ地区に比べて2倍半も肺炎になる確率が高かったのだ。喘息にいたっては6倍、成長してからも12倍の確率でコントロール不良の糖尿病を発症していた。

私は格差問題に従事するためにＣＰＭＣに雇われたが、改めて、その理由がわかった。

・・・

思い返してみると、切迫したコミュニティの中心にクリニックを開業する計画を投げっぱなしで出かけた上司不在の２週間のあいだに私を駆り立てたのは、素朴さと若さからくる熱意だったと思う。私はベイビューの人たちにここまで来てもらうのではなく、こちらから出向きたいと思っていた。上司と一緒にその計画をブロットマン博士に伝えると、幸いにも、その過度の理想のせいで解雇されたりはしなかった。それどころか、私にとってはいまだに驚きなのだが、ブロットマン博士はクリニックの開業実現に向けて手を貸してくれたのだった。

評価報告書の数字のおかげで、ベイビューの人々が直面している問題はかなり把握できていたものの、その実態を完全に知ったのは、２００７年にＣＰＭＣがベイビュー・チャイルド・ヘルス・センターを開業してからだった。ベイビューの暮らしは想像以上に厳しかった。そこは通園途中の幼稚園児の目の前でおおっぴらに薬物の取引が行われたり、壁をつき抜けてくる流れ弾が怖くてバスタブで眠るお年寄りがいたりするような、サンフランシスコでも数少ない危険地域のひとつだった。ベイビューは昔から危険だったが、その理由は暴力ばかりではない。1960年代にはアメリカ海軍がこの地域の造船所で放射線まみれの船の除染を行い、2000年代初頭まで近隣の発電所から出る有毒な副産物が日常的にこの地域に捨てられていた。人種闘争やこの近隣の疎外化について記録したドキュメンタリーのなかで[6]、作家で社会評論家のジェームズ・ボールドウィンはこう述べている。「ここはアメリカが存在しないものとしているサンフランシスコだ」

ベイビューで働く毎日は、住民の厳しい日常を現実のものとして私に突きつけたが、一方でこれがすべてではないとも語っていた。ベイビューは、たとえるなら転んでひざをすりむくような油まみれの道路だが、その隙間には花も咲いている。私は毎日のように、思いつく限り最悪の困難を体験した家族や仲間がお互いを支え合うのを目にしているし、かわいい子供たちや愛情深い親たちの姿も目にしている。彼らは苦しみ、笑い、そしてまた少し苦しむ。だが両親がどれほど子供のために尽くしても、この地域の物資不足は壊滅的で、私たちがここを開業する以前は、1万人以上の子供に対してたったひとりしか小児科医がいなかった。この地域の子供たちは医療的にも感情的にも深刻な問題に直面している。それは彼らの両親や祖父母も同じだ。多くの場合、国が援助する健康保険が使えるので、子供たちはそれなりに暮らしていける。だから貧困、暴力、薬物、そして犯罪が、数世代にわたって病気や欲求不満を引き起こしてきたとしても、私は改善できると思っていた。私がこのクリニックをはじめたのは、ベイビューの人々をいないものとして扱うことに異議を唱えるためなのだ。

・・・

ディエゴやケイラのような患者こそ、私がベイビューへやってきた理由だった。私は昔からずっと、これが自分の取り組むべき問題だと思っていたし、こうしたコミュニティのために働きたいと思っていた。可能な限り最高の医療教育を受け、公衆衛生の修士号を取得し、貧しい地域の医療事情を改善する方法を詳しく学んできた。長い学校生活を終えた私は、アカデミックなものの見方を信じていた――人々が質の高い医療を受けられるようになれば、健康状態は改善するはずだ、と。やるべきことはわかっていたし準備は万端だった。初めてベイビューを訪れた日、私はただ、自分の知識を行動に移せばいいと思っていた――患者を丁寧に治療して、価格も手ごろに設定し、子供たちが健康を取り戻していくのを見守る。それはとてもシンプルなことに思えた。

クリニックを開業してすぐに基本的な治療を実践し、標準的な臨床プロトコルを採用したところ、予防接種率が上がったり、喘息の入院患者が減少したりと、劇的な改善が見られた。私はしばらくのあいだ晴れ晴れとしていた。だが、あるとき、ワクチンと吸入器を手渡しながら、ふと怪訝に思った。もし正しいことをしているなら、なぜこのコミュニティの極端に短い平均寿命が改善したという兆候が見られないのだろう？　患者たちはかなりの頻度で体を壊して戻ってきており、きっと彼らが成長したら、その子供たちも何度もここを訪れるのだろうと思うと、私の気分は沈んだ。学校で学んだ知識を使い、手厚く治療し、この地域の人々がこれまでにないほど頻繁に医療機関にかかっていたにもかかわらず、ベイビューの健康事情は足踏みしたままだった。

・・・

助手がディエゴと妹を待合室に連れていくと、ローザはディエゴの過去について語った。それからしばらく、私たちはそれぞれ物思いにふけった。私には、ローザのなかにうずまく罪悪感や不安や希望を想像することしかできなかった。そのうち、おどけた顔でディエゴが扉から入ってきたので、私たちは力なく笑顔を見せた。ローザが立ち上がったところで、私はふと彼女の体格に目を留めた。背丈があり、がっしりした体格で、標準より小さくはない。一方ディエゴは、7歳児の成長曲線には遠く及ばないほど小さかった。私は発育不全の診断基準や治療の手順を思い出していた。当然だろう。それが医師の仕事なのだ。問題――発育の異常や病気――を見つけたら、その修正に努める。けれどこのとき、単純な疑問が浮かんだ。自分は何か、見逃していないだろうか?

・・・

公衆衛生を専攻した学生が初日に聞かされる、有名な〔史実に基づいた〕寓話がある。１８５４年８月の終わり、ロンドンでコレラが大流行した。ソーホーのブロード・ストリート地区[7]を中心に、最初の３日間で１２７人、９月の２週目までに５００人以上の死者が出た。当時、コレラや腺ペストのような疾病は悪い空気を介して蔓延すると言われていた。しかしロンドンの医師ジョン・スノーは、この「瘴気論」に懐疑的だった。そしてブロード・ストリート近隣の住民を調査した結果、[8]この病気のパターンを推定することに成功した。コレラの発生場所は水源地帯――手動ポンプ式の公共の井戸――に集中していたのだ。スノーが地元の役人にかけあい、ポンプの取っ手をはずして井戸を使えなくすると、コレラの猛威はおさまった。その当時、病気が悪い空気でなく、不快な糞口経路〔病原菌が糞便から口腔を介して伝播する経路のこと〕で伝播するというスノーの仮説を信じたがる者はいなかったが、数十年後に科学がスノーに追いつくと、瘴気論に代わって細菌理論が主流になっていく。

　駆け出しの公衆衛生兵として、私たちは井戸の寓話のクライマックス、スノーが瘴気論を揺るがした場面に着目した。と同時に、私はさらに大切な教訓を学んでいた。たとえば同じ井戸水を飲んだ１００人中98人が下痢になったら、抗生物質の処方箋を書きまくるのも手かもしれないが、手を止めて「井戸に何が入っているのか」を聞くというやり方もあるということだ。

　井戸〔真因〕を素通りし、ディエゴの発育不全に紋切り型の診断を下そうとしていた私は、しかしこのとき、目の前のケースが普通のそれとは違うのではないかと感じた。それは突飛な考えだったかもしれないし、ようやくピースをつなぎ合わせるだけの十分な事例を目にしたからかもしれなかった。いずれにせよ、ディエゴのつらいトラウマと健康問題に何らかの関係があるという予感はふり払えなかった。

ディエゴや他の患者の問題解決を求めて井戸をのぞきこむ前に、私にはもう2、3のデータが必要だった。まず、ディエゴのケースを調べるために骨年齢の研究資料や左手首のレントゲン写真（サイズや骨の形に基づいて子供の骨格の成熟度を測るのに用いる）を申請した。それからいくつかのラボに検査を頼み、ついでディエゴの以前のかかりつけのクリニックに発育に関する彼のカルテを要請すると、ローザにX線検査の申請書を渡して別れを告げた。

数日後、放射線科医の報告が届いた。ディエゴの骨格成熟度は4歳児と一致するという。一方でディエゴの検査を頼んだラボでは、成長ホルモンの低下や、成長を阻害する原因となりそうな他のホルモンは見つからなかった。とはいえ、私の目の前には、重要なデータがあった。4歳でトラウマを負って以来、ディエゴの身長はほとんど伸びていないのだ。骨年齢も4歳児と同じ。だが、ディエゴに栄養失調や、ホルモンの疾患があるという証拠はどこにもない。ディエゴの身長についての医学的説明は困難に思われた。

次に連絡を取ったのは、カリフォルニア・パシフィック・メディカルセンターの小児内分泌学者、スルチ・バティア博士だ。彼女にX線診断報告書とラボで行ったディエゴの調査資料を送り、4歳のときに受けた性的暴行が子供の成長を止める可能性があるかどうかを尋ねた。

「過去にこういう事例を見たことはありますか？」と、私はこの一週間ずっと引っかかっていた疑問をようやく口にした。

「はっきり答えるのはむずかしいけど、あります」

ああ、思ったとおりだ。やはり何が起こっているのか突き止めなければ。

・・・

このアイデアは飛躍しすぎではないだろうか、そんな思いがどうしても拭えなかった。かりにベイビューの「井戸」に入っているのが逆境なら、ディエゴはコレラに感染した水をジョッキで飲むのと同じくらい、多くの逆境を経験している。生化学レベルでディエゴに起きていることがわかれば、他の患者たちに起きていることもわかるだろう。それどころか一般的なコミュニティでも治療のカギになるかもしれない。けれどそこには解決すべき4つの大きな疑問があった。井戸の底にある危険物（トラウマ／逆境）は人々を病気にするのか？　どうやって？　証拠は？　そして何より重要なのは、それに対して医学に何ができるのか？

逆境と病気という、茫漠としたつながりを探るにあたって差し迫った問題のひとつは、考慮すべき要因が多すぎるということだった。患者の育った環境の違い、遺伝情報、環境暴露、そしてもちろん、それぞれの抱えるトラウマ。すでにそれが共有の水源や1種類のバクテリアを特定するだけのシンプルな作業ではないことはわかっていた。ディエゴにとって虐待の事実は、結果として成長を止める生化学的連鎖反応を引き起こした（と思われる）触媒となったのだ。そしてそうした乱れはとどまることなく、ホルモンや細胞に影響を与えつづけ、身体が極端な反応を示した。これを紐解いていくのは、かなり骨が折れるだろう。私にはこれからの数カ月があっという間に過ぎ去っていくのが見えた。パブメド〔主要な医学系雑誌に掲載された論文などの書誌情報を調べることができるデータベース〕と、グラノーラ・バーと、疲れ目だけを友に。

その日は夜遅くまでクリニックに残り、見逃しているパターンがないか、患者のカルテを入念にチェックした。やがて立ち上がり、室内をうろうろと歩き回った。患者もスタッフも帰っていたので、誰にも邪魔されることなくぶらつける。待合室でふと足を止めた私は、小さな家具やラグマットにプリントされた原色の足跡を見て微笑んだ。こうしたものを目にすると、私の患者たちがたとえどんな経験をしてこようと、あるいはこの先どんな経験をしようとも、普通の子供なのだと思い出す。

ローレル・ハイツのCPMCで働きはじめたころ、お気に入りの仕事は新生児の検査をすることだった。数年後にベイビューで同一の新生児検査をすると、小さな心臓が聴診器の下で同じように音を立てていた。手袋をした指を赤ちゃんの口に入れると、やはり同じようにかわいらしく吸いついてくる。頭のてっぺんには一様に、頭蓋骨がまだ固まっていない柔らかな部分がある。ここにいる赤ん坊たちはローレル・ハイツで生まれた子らと何ら変わらない世界に生まれたはずなのに、私は統計から、この子たちの寿命がローレル・ハイツの子供よりも12年短いことを知っていた。それは別に心臓のつくりが違うわけでも、腎臓の機能が異なるわけでもなく、将来のある時点で身体に何らかの——生涯にわたって健康の軌道を変えてしまうような——変化が起こるからだ。はじめは平等で、可能性の塊である美しい彼らが、必ずしも平等でないと知るのはとてもつらいことである。

・・・

家に帰る前に診察室へ立ち寄り、明かりをつけ、壁に描かれた動物たちを眺めた。ライオンやキリンや馬の群れ、それからなぜか1匹だけの孤独なカエル。私はじっとその壁を見つめた。1匹だけのカエルが引っかかったのか、はたまた脳の不思議が点と点をつなぎ合わせただけなのか、そのときふいにカリフォルニア大学バークレー校のヘイズ研究室を思い出した。20歳のころ、かなりの時間を費やしたその研究室では、カエルが大きくかかわっていた。ヘイズ研究室は、かのタイロン・ヘイズ博士が率いていた両生類の研究室で、博士は変態の過程で副腎皮質ホルモン（ストレスホルモン）がオタマジャクシに与える影響について調べていた。あのころ朝から晩まで格闘していた問題が脳内でつながり、過去の研究の幻影が一気によみがえった。当時学んだことのすべてがこう告げていた——逆境は不健康を招く社会的要因である、と。だが、それが生理学的、または生物学的メカニズムにどう影響しているかは、これまで誰も調査したことがなかった。患者のトラウマ体験が、彼らの身体や健康にどう影響しているのか、ヒントになるような研究はひとつも存在しなかった。

いや、本当はどこかにあるのだろうか。

ディエゴをはじめベイビューのオタマジャクシたちに何が起きているのかを知るには、より厳しい環境で手がかりを探す必要があるのかもしれない。

第2章　ストレスホルモン

To Go Forward, Go Back

両親が子供の最初の先生であるというのが本当なら、私の父がややこしい教え方を好む生化学者だったという事実は、おそらく私という人間を雄弁に物語っている。1980年代、10歳に満たない子供5人を育てていた両親は、必然的に育児に関して創造的にならざるを得なかったのだと思う。父であるドクター・バジル・バークはジャマイカからの移民で、少しだけ父親自慢をさせてもらえば、インスティチュート・オブ・ジャマイカが創立百周年を祝して記念メダルを授与した際、ひとつを音楽家のボブ・マーリーに、ひとつを科学者の父に贈っている。父に私の子供の世話を頼んで帰宅した日は、いったい何が待ち受けているのか、いまだにまったく予想がつかない。白いチョークの粉らしき物体にまみれたコンロ？　注意深く分解された浄水器？　カウンターの上にある調理済みの3尾のエビの隣に置かれた生の3尾のエビ？　父にはいつも驚かされてばかりいる。

幼いころから、父が普通のお父さんとは違うことはわかっていた。生化学者として、子供たちの幼い「実験」をひとつ残らず（なかば強引に）発見の機会に変えたのだ。たとえば帰宅した父が、私と4人の兄たちが先のとがった紙飛行機をお互いに向けて大はしゃぎで飛ばしていても、目に突き刺さったら危ないからと大声で注意したりはしなかった。それどころか、紙飛行機の飛距離と飛行時間を測るよう、てきぱきと指示を出した。A地点からB地点までの飛行時間を計算すれば速さがわかる。さらにそこから重力によって物体が秒速で毎秒九・八メートル加速することがわかれば、両翼で発生する揚力がわかり、誰かにぶつけるためにはどの角度で紙飛行機を離すのが一番いいかを予想できる。いま思えばこうした介入は、実にすばらしいやり方だったと言える。というのも、兄たちは必ずうめき声をあげ、武器を捨てて、その場を逃げ出していたからだ。一方で私は、それだけでは満足できなかった。父は、冷蔵庫で腐った牛乳から、石鹸で触れた瞬間なぜか黄色から紫色に変色する私のブラウスについたカレーの染みまで、あらゆるものに物理や化学や生物学を持ちこんだ。腐った牛乳のにおいや汚れたブラウスに母が顔をしかめる傍らで、私はいまの自分の世界観の礎となるもの――あらゆる自然現象の裏には分子機構があり、まずはそれを探すこと――を学んだのだった。

10年後、ヘイズ研究室での研修中に、父が偉大な科学者になった大きな要因のひとつは、研究の過程をとにかく楽しんでいたからだと気がついた。そしてプロとして科学に取り組むことは、子供みたいに物を爆破するのとはわけが違う、ということにも気がついた。死ぬほど退屈なピペット作業やデータ入力の作業が山のようにある研究では、容易に大局を見失いがちだ。ところが、優秀な科学者はそうではない。彼らは高揚と熱意をかけ橋として、ありふれたものから天啓を得てみせる。単に機械的に実験をすれば――結果が出ても出なくても――うれしいハプニングを逃してしまうだろう。優秀な科学者は日々、ハプニングを最大限に利用して、積極的に何かを発見してみせるのだ。カレーの染みのついたブラウスのように、失敗した実験は予期せぬ真実へと導いてくれる可能性を秘めている。子供のころ、私は父を見てそのやり方を学んだ。大学のときには、博士からそれを学んだ。

ヘイズ博士は、バークレー校にいた他の科学の教授とはまったく違っていた。私がインターンシップを受けていた当時、博士は若干27歳、理学部で最年少教授のひとりだった。ヘイズ教授は頭がいいだけでなく、カリフォルニア大学で私が教わった唯一のアフリカ系アメリカ人の科学系教授で、ブラックユーモアのセンスがあり、弁が立つうえに口が悪かった。ヘイズ教授と呼ばれることとすらなく、ただのタイロンと呼ばれていた。彼のおかげで私たちの研究室は、飛びぬけて最高の研究室だった。

・・・

ヘイズ研究室は両生類の内分泌研究という画期的な研究を専門としていたので、バークレー校での最終学年になると、私は当然のようにオタマジャクシとヒキガエルのことばかり考えていた。私が取り組んでいた研究は、やがてヘイズ教授の最重要ハプニングのひとつとなる。ヒキガエルの性的発達について調べることから始まるヘイズ教授の実験は、異なる種類のステロイドホルモン（テストステロン、エストロゲン、コルチコステロン）が（ヒキガエルがメスになるかオスになるかを決定する）生殖腺の分化にどう影響するかを見極められるよう設計されていた。ホルモンは生物の化学的なメッセンジャーで、それらが血流を通じて伝達する情報は生物学的プロセスを広範囲にわたって刺激する。ヘイズ教授はオタマジャクシの各発達段階でさまざまなステロイドを試したが、驚いたことに、性腺にはまったく影響が見られなかった。多くの時間と頭脳がこの実験に使われたが、結局、特筆すべき違いは見られなかったのだ。控えめに言っても、がっかりだった。だが顕微鏡に置かれた組織サンプルをもう一度チェックしていた私のそばで、ヘイズ教授は期待外れの結果に創造的な視線を注いでいた。どのステロイドもオタマジャクシの性的発達に影響を与えなかった一方で、ある種のステロイドがオタマジャクシの成長とその後の変態に影響していることを発見したのだ[1]。とくに影響が大きかったのは、オタマジャクシにコルチコステロンを与えたときだった。

　ヘイズ教授にとって、このホルモンがオタマジャクシの成長に与えた影響は、実験の方向性をがらりと変えてもいいほど興味深いものだった。コルチコステロンはストレスホルモン――人体でいうところのコルチゾール――だったため、ヘイズ教授はカエルの着ぐるみをかぶると、オタマジャクシにとってのストレスを想像しようとした。思いついたのは単純なもので、干上がりはじめた池のなかに、急にオタマジャクシがひしめき合うという状況だ。ヘイズ教授はその状況でのストレス反応は適応可能だと仮定し、つまり浅瀬にひしめき合ってオタマジャクシがストレスを感じると、腺からコルチコステロンを放出し、変態の過程を一気に進めて尻尾を足に変える。こうして生まれ変わったヒキガエルは池から飛び出し、間抜けなオタマジャクシたちを置き去りにしていく。適応万歳！

というのが、ヘイズの考えだった。やがてその仮説は大部分が立証され、例によって、彼は失敗からおもしろい発見をしたのだった。未来のヒキガエルに変態の後半でコルチコステロンを与えれば、変態が速まり、タイミングよく池から飛び出せるよう適応する。一方で成長の初期段階でヒキガエルにステロイドを与えると成長が阻害され、免疫機能や肺機能を低下させたり、浸透圧調整の問題（高血圧）を引き起こしたり、神経の発達を損なったりと、予期せぬ負の影響[2]を示した。オタマジャクシに長期間コルチコステロンを与えた場合も同じ問題が起こった。オタマジャクシは混みあった池でストレスに適応することは可能だが、それは発達段階の適切な時期にしか起こらない。

なぜストレスホルモンは、幼いオタマジャクシにとってこれほど悪影響を及ぼすのだろう？ここがややこしいところだ。大量のコルチコステロンは、他のホルモンや身体組織の機能に影響を及ぼす。したがってオタマジャクシに初期の段階から長期間にわたってコルチコステロンを投与すると、他のホルモン濃度や生物学的プロセスに乱れが生じる。オタマジャクシはその影響には適応できず、成長して生き残る代わりに、かなりの悪影響を受けてしまうのだ。実際、初期の段階でコルチコステロンを投与すると、発達における不可逆的な変化を起こすだけでなく、最終的に死にいたることが多い。たとえばコルチコステロンの濃度は、代謝を管理する甲状腺ホルモンの濃度に影響する。オタマジャクシのケースでは、コルチコステロンが完全に甲状腺ホルモンを狂わせたために成長せず、変態の段階までいたらなかった。コルチコステロンはまた、界面活性剤の生成にも影響を及ぼす。界面活性剤は肺の発達に重要な役割を果たし、これのおかげで空気から酸素を吸収できる。

医学部の学生だった私は、解剖学と生理学で、それぞれのホルモンが恒常性（身体の生物学的バランス、もしくは均衡）といういわゆる調和した状態のなかで、どのように働くのかを学んだ。だが、その意味を本当に理解したのはヘイズ研究室に来てからだった。不運なカエルたちが決定的な実証例となった。正常なホルモン値であれば、それぞれのホルモンが身体機能を正常に保つために働くが、そのうちひとつでもホルモン値が変わると繊細な均衡は崩れてしまう。こうしたホルモンの不均衡は、直接的にも間接的にも影響を及ぼす。たとえば副腎皮質ホルモンの増加は血圧に直接影響するが、他のホルモンの作用を変化させることで成長や発達にも間接的に影響する。ホルモン同士が影響し合った結果として、人体は複雑になっている。そして、それは非常に重要なことだった。

ヘイズ研究室でもうひとつ私が驚いたのは、初日にして誰もが、強制的で進化的なストレス反応の基礎を理解したことだ。体内で働くさまざまなホルモンの相互作用の影響を覚えるのは

（わりと）簡単だ――AとBを合わせればCになる、というふうに。学校の科学は、フローチャートや図解、公式、計算などが延々とつづくショーで、言うなれば「人体とは何か」を知るものだ。そして進化的な観点から生物学を見ることで――ヘイズのオタマジャクシが教えてくれたように――私たちは人体の仕組みと同じくらい重要な「理由」を知ることになる。多くの人は、理想的で適応している状態での生理学的プロセスにおける生物学的な因果関係は理解しようとするが、理想から程遠い、適応していない状態での因果関係は読み解こうとしない。

初期の人類史の大半において最大のストレッサー（ストレスとなる出来事）は、捕食者（短期的なストレス要因）と食糧不足（長期的なストレス要因）で、サバンナで暮らしていた時代、コルチゾールのおもな目的は、肉体を長期的なストレスに対応させることだった。恒常性の維持は生き残るためのカギであり、そのためバランスが崩れそうな環境の変化を身体が検知するとコルチゾールが現れた。スーパーマーケット（やｉＰｈｏｎｅアプリ）がなかった有史以前のアフリカでは、人は食料〔生きもの〕を見つけて殺し、食事の準備をすることに生活のほとんどを費やしてきた。そして厳しい時代になると、栄養不足を検知した身体が、次つぎとストレス反応を示すようになる。

このプロセスでは主にコルチゾールの生成が促進され、それによって血糖が増加する。脳を働かせるためには十分な血糖が必要だが、余分に生成されたコルチゾールのおかげで、ガゼルの肉が足りなくても血糖のバランスは保たれている。静脈を絶え間なく流れるブドウ糖もまた筋肉のエネルギーになっていて、いざというときにガゼルを追いかける力となる。さらにコルチゾールは身体の水分と塩分濃度を調整することで、正常な血圧の維持にも貢献する。こうした働きは成長と再生を阻害する。というのも食料難に陥ったら、のんきに将来の家族計画などを練っている場合ではなく、目の前の問題に持てるかぎりの力を注ぐ必要があるからだ。食料が不足したときだけでなく、物理的脅威（ライオンに襲われるなど）やけが、環境に起因するストレス（地震！）にさらされたときにもコルチゾールは活躍する。ストレス反応が引き起こされるたび、同様の生物学的プロセスがくり返されるのだ。

食料の乏しい季節を生きる古代の人々と、致死量のストレス下にあるオタマジャクシの違いは、ストレスホルモンにさらされるタイミングと期間にある。狩猟者の場合、彼らが大人であったから、その過程は生き残るためにプラスに作用したが、オタマジャクシの場合、発達の初期段階である幼少期（オタマジャクシ期）であったために、その過程はマイナスに作用した。

・・・

ディエゴの最初の診察のあと、私はヘイズ研究室のことばかり考えていた――ストレス反応について私が学んだこと、発達について学んだこと、創意工夫を凝らした問題へのアプローチ方法。最後のアプローチ方法については、コルチコステロンと変態におけるその役割に関するヘイズ博士の古い論文を見直しながら、ずっと考えていた。だが、いかにオタマジャクシとヒキガエルが、ストレスホルモンが発達に及ぼす影響について手堅い結果を示したとしても、しょせんは動物を使った研究だと思っていた。たしかに大量のコルチコステロンを投与されたオタマジャクシは劇的な影響を受けた。それはわかるのだが、しかし多くの動物研究のように、同じことがそのまま人間に通用するとはかぎらないし、大量のストレスホルモンを投与するという倫理的に少々問題のある実験を、人間で試そうとする者はいないだろう。そんなわけで、子供は言うまでもなく、人間に大量のストレスホルモンを与えた影響を調べた研究はどこにも見当たらなかった。と、このときの私は思っていた。

・・・

スタンフォード大学にあるルシル・パッカード・チルドレンズ・ホスピタルの小児集中治療室（PICU）で3年目の研修医として働いていたころのこと。6歳のかわいらしい少女サラ・Pは、ある朝目覚めたら腰から下が麻痺していた。さまざまな精密検査ののち、彼女はADEM（急性散在性脳脊髄炎）と診断された。ADEMは身体の免疫系がミエリン（神経線維を覆い、インパルスをすばやく身体中に伝える絶縁被覆）を攻撃するめずらしい自己免疫疾患である。サラの両親は当然のことながら怯えた。ADEMの治療法には高用量のステロイド・プレドニゾンを用いるのだが、これは基本的にコルチゾールの合成版で、その目的は、異常をきたした免疫系をストレス量のステロイドで抑制し、神経の機能を回復させるというものだ。私がプレドニゾンの注文書を書いていると、指導医から「スタンディング・オーダー」も書いておくよう指示された。これは特定の薬物治療を実施する際に必ずセットになっている手順で、ストレス量のステロイドを投与する場合、サラ・Pに副作用が出た際の対処法をあらかじめ示しておく。

小児集中治療室では、長年の経験から、高容量のプレドニゾンを投与された患者の多くに同じタイプの問題が生じることがわかっていた。そこでスタンディング・オーダーは以下のようになる。（1）血圧が〔X〕に達したら血圧の薬〔Y〕を投与する。（2）血糖値が〔X〕を超えたら、インスリンを〔Y〕の速度で滴下する。（3）患者がわれを失って点滴を外そうとしたら、〔Y〕用量の〔X〕抗精神病薬を投与する。

ここまで記憶をたどってきた私は、そこで思わずこう叫んだ。「ラーティッド！」（ジャマイカの言葉で「なんてこと！」の意味）。子供へのストレス量のステロイドの影響は知られているどころか、病院の治療手順として記されているではないか。医療プロトコルは、特定の投薬治療で明らかに副作用が予想され、事前に対策を取っておいたほうがいい場合に実施される。これは臨床経験が生きた研究になる特別なケースのひとつだ。スタンフォードの医師たちはストレス量のステロイドを投与された患者の示す副作用を観察し、そこから体内で巻き起こっているであろう事態を調べ、副作用を治す最善の方法が見つかるまで、さまざまな治療を試みた。ストレスホルモンに対する人間の子供の反応を実験的に調べるのは倫理的でないかもしれないが、救命治療の最中に患者の反応を観察するのは当然のことだ。やがて医師たちが実施した治療が奏功し、プレドニゾンの副作用を抑えるための診療ガイドラインになった。サラ・Ｐは幸運にもその恩恵にあずかり、この投薬治療で体調を悪化させることなく、快方（そしてありがたいことに回復）へと向かった。

そのときふと、私の患者の身体的反応は、それほどおかしなものではないのではないかと思った。患者たちの体内が、サラやオタマジャクシのようにストレスホルモンでいっぱいだとしたら、血圧、血糖、神経機能を含む彼らの肉体が、同じような反応を示したとしても頷ける。すべてはストレスホルモンの副作用でみられる症状なのだ。間違った発達段階で放出された高用量のストレスホルモンが、患者たちの健康に多大な影響を与えたとすれば、生物学的にも納得できる。それはまさに、幼いオタマジャクシとヒキガエルになりかけのオタマジャクシに起こったことで、適応するかしないかは時期の問題だったのだ。

ホルモンについて言えば、そのタイミングの影響を示す極端な例は、甲状腺機能低下症と呼ばれる状態にあるときだ。甲状腺機能不全を患っている知人がいる人も多いだろう。この病気では甲状腺が十分な甲状腺ホルモンを生成していないため、代謝が落ち、皮膚が乾燥し、髪がパサつき、いちばん知られているところでは、体重が増加する。およそ10万人の成人が甲状腺機能不全を患っている[3]にもかかわらず、診断が下されるまでに長い時間がかかることが多い。だが幸いにも成人の症状は比較的軽い傾向にあり、すぐに治療できる。

ところが幼少期に甲状腺機能低下症を発症した場合、事態はまったく変わってくる。かつてクレチン症と呼ばれたこの症状は、心身の成長を大きく損なう恐れがある。医師たちの診断が間に合わず、何世代にもわたる子供たちが深刻な症状に苦しんだ時代もあったが、現在では甲状腺機能低下症の検査は生まれてすぐに実施される。早期発見なら甲状腺ホルモンで容易に症状を改善できるため、先進国ではクレチン症はきわめてまれである。とはいえ、やはりこれもタイミングの重要性を示す典型的な事例である。体内の甲状腺ホルモンの欠乏は、その時期によってまったく異なる影響を示す。大人なら簡単に治療できるが、子供の場合は深刻なのだ。

・・・

ディエゴの場合、症状を発症した時期が気がかりだった。私は、彼が経験したストレスが肉体の限界を超え、それが病気の原因になっているのではないかと不安になった。そしてそれは他の患者にも言えることだった。

ではこの地域に住む他の人々は？　多くの大人たちが、ディエゴと同じような困難やトラウマを幼少期に経験していた。私の患者は子供たちだったので、彼らのトラウマについては両親や保護者から話を聞いたが、親たちのなかには、クリニックに連れてきた子供よりもつらい経験を味わってきた者も多かった。母親、父親、おばさん、おじさん、何年もかけて話を聞くうちに、彼らが身体的暴力、言葉の暴力、性的虐待、家庭内暴力を受けて育ち、あるいは誰かが刺されたり撃たれたりするところを目撃した経験があることを知った。現在彼らは関節炎、腎不全、心疾患、肺疾患、がんなどを患っている。彼らの大半がベイビューやベイビューに似た地域で育ったことを思うと、やはりこうした小児期のトラウマが長期間にわたって、あらゆる世代の健康に影響を与えているのではないかと思わずにはいられなかった。

私の患者を含め、ベイビューの住民が平均的なアメリカ人よりもはるかに多くのストレスにさらされているのは間違いなかった。私はサラ・Pと、ステロイドの副作用のスタンディング・オーダーについて考えた。もしベイビューの大人たちが子供のころ、成長の大事な時期に強いストレスにさらされていたら、副作用として何が起こるだろう？

その答えは、入職してほどなく読んだ「サンフランシスコにおける地域保健活動評価２００４年度版」のなかにあった。

ベイビューのような地域は、世界はもとより、アメリカ国内だけでもごまんとある。公衆衛生を学んでいたころ、脆弱なコミュニティ（低所得者、新規移住者、有色人種の割合が多い地域）と、裕福な地域の健康格差についての講義を聞いたことがあったが、アメリカに住む移民の黒人女性として、私は「何を当たり前のことを」と思っていた。私が探していたのは、その理由だった。ボストンの教室でイチロー・カワチ教授の授業を受けていたときのことを鮮明に覚えている。教授はリスクの高い地域の肥満度を示す印象深いデータを紹介していたのだが、果たしてそれがコルチゾールに関連しているのだろうか、と私は不思議に思っていた。暴力やホームレスになる脅威がまとわりついている日常は、病気に関係しているだけでなく、病気の原因になるのだろうか？　そのときふと、シカゴの公共住宅にひしめき合う住民たちが、小さな池にいるオタマジャクシたちの姿と重なった。

ベイビューで過ごしてみてわかったのは、彼らの小児期体験は、十分に健康を阻害するものだということだった。小児期の出来事がその後の彼らの人生に影響を与えると思うと恐ろしかったが、ストレス反応システムがきちんとその役割を果たせば、大きな突破口が開かれることになる。つまり子供の発達段階の早い時期に問題を発見できれば、彼らのその後の人生に大きな影響を与えられるのだ。オタマジャクシに投与したコルチコステロンの効果で言えば、ストレスにさらされていた期間とタイミングはいずれも非常に重要だった。スタンフォード大学小児集中治療室の子供たちのおかげで、ストレスホルモンの副作用に対処するすべがあることはわかっていた。では私たちに、ディエゴのような患者のためのスタンディング・オーダーをつくれるだろうか？　どんなふうに？　具体的にはわからなかったが、それでも、幼いときに父と問題解決に取り組んでいるときに感じた、自分が正しい道筋にいるという、あのしびれるような感覚に私は満たされていた。

第3章　40ポンド

Forty Pounds

こうしたクリニックで働くことの美点と大変さは、欲求（眠い！）や欲望（ランチ！）をふり切って、常に患者のもとへ駆けつけるようになることだ。仕事後に逆境と健康の関係について調べることはあったものの、クリニックにいるあいだは、山積みのカルテと、待合室にあふれた病気の子供たちの相手で手一杯だった。とくにディエゴのことは、相変わらず引っかかっていた。すでに喘息と湿疹の処方箋は書いたが、やはり例の発育不全問題に取り組む必要があった。そこでもう一度、バティア博士に協力を仰いだ。私は一連のホルモン療法をするべきか迷っていたが、バティア博士から、ディエゴの検査をした研究室で、ホルモンの異常は少なくとも私たちの測定できる範囲では見つからなかったと指摘された。彼女の経験上、こうしたケースではおそらく投薬治療は効果がないという。そして驚いたことに、彼女はディエゴの治療でいちばん効果的なのは「話し合い療法」だと告げたのだ。

幸いにも、すでに頼れる人物がいた。ベイビュー・チャイルド・ヘルス・センターは患者支援サービスのための補助金をいくらか受け取っていたが、その使い道は、当のコミュニティに尋ねるのが一番だ。研修医時代からすでに、行政のサービスが行き届いていない地域で住民との関係を築くのは健康改善のために大切だと理解していた私は、学校や教会の主催する健康フェアや栄養指導、喘息を防止するクラスなどを支援してきた。そうした活動を通じて、徐々に地域の住民との絆を深めていくと、やがて彼らも、子供たちの健康を必ず改善してみせるという私の言葉を信じてくれるようになった。

　クリニックに届いた補助金の使い道は明白だった。メンタルヘルス・サービスの充実だ。当時、小児科のクリニックにセラピストが常駐するのはきわめてまれだったが、クリニックのスタッフは、私たちが思う住民の望みではなく、住民自身が必要だと言っているものを提供するべきだと重々承知していた。

　しかし、適任のセラピストを見つけられるかどうかが心配だった。なにしろここはベイビュー・ハンターズ・ポイントの中心にある非営利クリニックで、スタッフも予算もぎりぎりのうえに、過度のサービス残業も当たり前なのだ。個人的にはそういう仕事ぶりこそ理想的かもしれないと思う一方で、みんながそう考えていると思うほど世間知らずではなかった。ホイットニー・クラーク博士が私のオフィスに面接に訪れた日、私はがっくりと肩を落とした。人を外見で判断してはいけないことはよくわかっていたが、彼を見た瞬間、ああ、この人は無理だと思ったのだ。

控えめに言っても、ベイビューのような地域で働くセラピストを想像したときに、まずクラーク博士のような外見の人を想像したりはしないだろう。男性で、白人で、クリス・パイン（スタートレックの映画で若きカーク船長を演じた俳優）に瓜二つ。簡単に言うと、ファッションブランド「アバクロンビー＆フィッチ」の歩く広告塔のような人物だ。つまり、ここの患者が心を開いて関係を築くのは難しそうなタイプで、そうなれば多くを必要とする、孤立したコミュニティのセラピストとしてはちょっと問題だろう。しかし、話をしているうちに、私の疑念は氷解していき、やがて彼のなかに、患者が心を開くなにかを予感したのだった。

クラーク博士を患者たちに紹介すると、予想どおり、大半の人々が反発した。「白人のセラピストなんかにうちの子は任せられない」というのがたいていの言い分だった。それも仕方のないことで、彼らの暮らす地域は貧しく、多くの者が当たり前のように人種差別を受けてきたため、部外者に対する不信と防御反応が根付いていたのだ。幸いにも、私はそのころまでに住民と強い絆を築いていたので、私がクラーク博士の人となりを保証し、子供たちの大きな助けになってくれるはずだと説明すると、みんなも信じてくれた。彼らがクラーク博士という人物を知るのに時間はかからなかった——熱心で親しみやすく、熟練の医師である彼は、すぐに子供たちのよりどころとなった。何カ月かしてクリニックを再訪した患者家族が、クラーク博士について嬉々として話す様子を見て、私はいつもうれしくなった。あっという間に、彼らも博士の保証人になったのだ。

・・・

バティア博士とディエゴの話をしたあと、私はクラーク博士に詳細を伝え、患者にどんなセラピーを勧めるべきかを相談した。そしてほどなく、ローザにひとりのセラピストを紹介した。スペイン語を話すそのセラピストは、トラウマに特化した認知行動療法（略してTF－CBT）――親子一緒に、子どもの発達段階で起きたトラウマの影響に取り組むよう考案された治療プログラム[1]――の実績があった。

延々とつづく「やることリスト」のひとつが消化されてほっとしたし、これでようやくディエゴがベストな治療に臨めるというのに、私はまだ引っかかっていた。以前にも増して逆境と不健康の関連性が明らかになっているにもかかわらず、それに対処する準備がまったくできていないと感じたからだ。バティア博士のディエゴの成長に関する助言に感謝する一方で、これまで誰にも助言を求められないことが多かった。過去10年の経験を経て、ようやく自分の見たものが真実だと思うようになったが、もしそれが正しいなら、なぜ医学部時代や研修医時代にそれらの治療法を学ばなかったのだろう？　あの当時、こうした問題についてのガイドラインはどこにあったのだろう？

私はよく、こうした不満をホイットニー・クラーク博士に相談した。彼の専門である精神疾患にしろ、私をひどく悩ませているこの問題にしろ、根本には逆境があるという私の仮説について、ふたりで何度も話し合った。これは内分泌学の専門家でないクラーク博士にも完全に納得できる話だったし、逆に彼の話から、ディエゴのストレス症状に合致するような別のケースを思い出すこともあった。

・・・

数カ月後に私のオフィスにやって来たクラーク博士は、満面の笑みを浮かべて、私にある研究論文を差し出した。

「これ見ました？」と訊いてくる。

それは１９９８年に『アメリカン・ジャーナル・プリベンタティブ・メディスン[2]（予防医学）』にビンセント・フェリッティ博士とロバート・アンダ博士らが寄せた「多くの成人の死因へとつながる児童虐待と家庭崩壊の関係：逆境的小児期体験（ＡＣＥ）研究[3]」という記事だった。

「いいえ」。彼の口調に重大なものを感じながら私は答えた。

「カルテを置いてちょっと休んだらどうです？」。彼が言う。

「それってひょっとして……？」

「まずは目を通していただいて、それから話しましょう」

博士がオフィスのドアを閉じる前に、私は記事に目を走らせていた。最初のページの途中で、すでに衝撃が走った。

これだ。

すべてをあるべき場所に収める、最後のパズルのピース。

この10年、ずっと疑問に思い、見守ってきたことが突如として実を結んだ。高鳴る鼓動と共に、ときどきジャマイカのパトワ語で小さく叫びながら、とくに気になる部分を声に出して読んでいく。フェリッティとアンダの研究で最初に驚いたのは、その内容があまりにも頼もしかったことだ。彼らは1万7421人からデータを集めており（私ではとうていこれほどの人数を見つけられなかっただろう）これは問題を検証するのに十分な人数だった。

論文を読み終わったあとも、私の興奮はつづいていた。世界が突然ふり注ぐ緑色の数字になった映画マトリックスの主人公ネオが、ようやく謎を解いたときのような気分だった。ただ周囲にある現実を見るだけでなく、理解したのだ。ACE研究によると、子供時代の逆境によるストレスと、健康リスクを関連づけているのは私だけではなかった。このパズルのピース（マトリックスの最後のコード）はまさに、私の患者に何が起こっているかを知り、何より彼らを治療するために必要なものだった。このとき、これを理解したこの瞬間が、私の今後の治療方針を大きく変えるだろうとは思ったが、私の人生をどれほど変えることになるかは知る由もなかった。

・・・

サンディエゴのカイザー肥満外来クリニックで、ビンセント・フェリッティ博士が最初の患者と面談したのは1985年のことだった。病院のカフェテリアのスープの列でフェリッティ博士の後ろに並んだり、廊下で追いこしたりしたら、きっとそのたたずまいに驚かされるだろう。威風堂々。冷静沈着。あるいはこう言う人もいるかもしれない。どこから見ても知的なグレーヘアーの彼は、ニュース番組のキャスターか、辛辣な政治論争をやんわりと取り仕切る司会者でも務めそうだと。自信に満ちた話しぶりは非常に明瞭だった。だからこそ、彼の医学における最大の発見は、失言がきっかけだったと聞いて心底驚いた。

53歳のドナは糖尿病で衰弱し、さらに深刻な肥満問題を抱えていた。新たな減量プログラムで、2年前に100ポンド（約45キロ）以上の減量に成功していたが、この6カ月で元に戻ってしまった。フェリッティはいらだちと責任という、相反する感情に見舞われた。ドナがなぜレールを外れてしまったのか、その理由がわからない。とても順調だったのに、彼女はすべての努力を水泡に帰してしまった。

フェリッティはその原因をとことん追求しようと決意した。

まず、いつものように前もって質問リストを書き出した。生まれたときの体重は？　小学校1年生に上がったときの体重は？　高校入学時の体重は？　初体験の年齢は？

そしてこのとき、彼は言い間違いをした。

本来「初体験はいつですか？」と訊くべきところを「初体験をしたときの体重はどのくらい

でしたか？」と訊いたのだ。

「40ポンド（約18キロ）」とドナは答えた。

フェリッティは動きを止めた。え？　40ポンド？

きっと聞き間違いだろうと思ったが、しばらく口をつぐむと、もう一度同じ質問をくり返した。おそらく140ポンド（約64キロ）と言いたかったのだろう。

「悪いね、ドナ。初体験のときの体重をもう一度教えてくれるかい？」

ドナは無言だった。

フェリッティは何かを予感しながら、彼女が口を開くのを待った。患者と20年以上向き合ってきた経験から、こうした意味深長な沈黙の向こうには、たいてい重大な手掛かりがあることを知っていた。

「40ポンドでした」。ドナはうつむきながら答えた。

フェリッティは唖然とした。

「4歳のとき、父親に」と、ドナが言った。

フェリッティはショックを受けたがどうにか感情を出さないようにした、と私に語った（私にもその気持ちは痛いほどわかった）。これまで23年間患者の治療に取り組んできたフェリッティだったが、問診のときに性的虐待の話をした患者は誰もいなかったという。現在では信じがたい話である。フェリッティがドナに尋ねなかったからなのか、あるいは80年代という時代のせいなのか、虐待の話は今日よりもずっと埋もれていた。私がフェリッティにそのことを尋ねると、たぶん質問したことはなかったと思う、と彼は言った。そう、彼は医師であって、セラピストではなかったのだ。

・・・

ドナと話した数週間後、フェリッティは同じ減量プログラムに参加している別の患者と面談したが、彼女の治療は滞っていた。パティははじめ、このプログラムの見本のような患者だった。51週間で、なんと４０８ポンド（約１８５キロ）から１３２ポンド（約60キロ）まで体重を落としたのだ。パティとドナだけではない。多くの患者がすばらしい結果を出し、この療法をつづけた結果、１年で３００ポンド（約１３６キロ）減量できた者もいた。フェリッティはこの結果に興奮しながらも、脱落者の割合が高いのが気になった。まだ治療をはじめたばかりの患者なら無理もない。なにしろ彼らが行った断食療法はつらいものだったからだ。だが不思議なのは、減量に成功した患者――長期間にわたってすばらしい結果を維持してきた人々――の脱落率が高かったことだ。まさに理想の体重に達し、これまでの苦労を祝うべき瞬間に、突然いなくなってしまうのだ。彼らは永久に戻ってこないか、あるいは数カ月後に戻ってきたとしても、すでに落とした体重のほとんどが元に戻ってしまっていた。フェリッティと同僚の医師たちは頭をかきむしるばかりだった。ぼんやりとした手がかりは見つけていたものの、その根拠ははなはだ曖昧だった。

状況を把握するために、フェリッテイはパティに会った。フェリッテイの見立てでは、この3週間で37ポンド（約17キロ）リバウンドした彼女は、脱落寸前だった。あっという間に道を外れてしまった。フェリッティは手遅れになる前に、彼女を元の道に戻したかった。

突然の体重増加の裏にある理由を探るため、まずはパティの身体検査をした。心不全のせいで大量の体液が滞っていないか？　一見したところ、うっ滞を示すようなむくみは見られない。甲状腺の異常は？　髪や肌や爪を調べても、パサついたり薄くなったりしている様子はなく、甲状腺の大きさも問題ない。身体を調べたかぎり、代謝にはまったく問題がないようだった。

リストの項目を調べ終えると、フェリッテイは椅子に座って彼女と話をした。

「パティ、いったいどういうことだと思う？」

「体重のことですか？」

「そう」

パティは笑顔を消すと、下を向いて両手を見つめた。

「寝ながら食べているんだと思います」と彼女は恥ずかしそうに言った。

「どういうことかな？」。フェリッテイは尋ねた。

「子供のころ、夢遊病だったんです。ここ何年かは治まっていました。私はひとり暮らしで、寝るときには全部片づけてキッチンにしまってあります。ところが最近朝起きると、鍋や食器が汚れていて、箱や缶が開いているんです。明らかに誰かが料理をして食べているのに、まったく記憶がないのです。家にいるのが私だけで、体重が増えているとなると、それしか説明がつきません」

フェリッティはうなずいた。それは少々突飛で、精神病理学にかかわる兆候のようにも思えた。いつもなら彼女に心療内科の話をして、彼自身は身体の健康に集中するところだったが、何かが彼を押しとどめた。先日のドナとの会話で、普通の会話では引き出せない何かが、患者の成功に影を落としている可能性があることに気づいていたのだ。フェリッティは専門外だと思いつつも、その糸を手繰ることにした。

「パティ、体重増加の理由が寝ながら食べているからということだけど、どうしていま、それが再発したのかな？」

「わかりません」

「でも3年前や、3カ月前にはじまっていてもおかしくなかったのでは？」

「わかりません」

フェリッティはもう一度試した。感染症と疫学の専門家である彼は、表面的な説明に甘んじなかった。普通は、きっかけとなる出来事がある。運が悪かったというだけで、ロンドンのソーホー近隣であれほどコレラは広まらなかった。そこには病人を結びつける何かがあったはずで、このケースでは汚染された井戸だった。

フェリッティには、パティの睡眠関連摂食障害が、何の理由もなしにはじまったとは思えなかった。

「よく思い出してほしい、パティ。いったい何があった？　どうしていまになって夢遊病が再発したと思う？」

パティはしばらく黙りこんだ。

「あの、関係があるかわかりませんが、職場にある男性がいたんです」。そう彼女は言うと、ふたたびうつむいた。

フェリッティが待っていると、やがてパティが口を開いた。その話によると、療養所の看護師をしている彼女は、ある患者を受け持ったのだが、その患者がしつこく口説いてきたそうだ。男は彼女よりもずっと年上の既婚者で、あるとき痩せた彼女の姿を褒め、それ以来、付きまとわれるようになったという。はじめ、フェリッティは戸惑った。というのも、この軽いセクハラ（なにせ80年代だったのだ）が、彼女をあのような極端な行動に走らせたとはとうてい思えなかったからだが、しかしさらに突き詰めていくと、事態はさらに明白になった。パティには、長らく祖父に近親相姦されていたという歴史があったのだ。それは彼女が10歳のときにはじまり、そのときから体重の増加に苦しむようになっていた。

パティが帰ると、フェリッティ博士は、彼女とドナの共通点を無視することはできないと思った。ひょっとしたら偶然かもしれないが、彼が気になったのはタイミングだった。ふたりとも子供時代に虐待を受けた直後に、体重の増加がはじまっている。そして数十年後、パティの体重がまたしても急激に増えたのは、患者から言い寄られた時期と同じだった。もしかしたら彼女は太ることによって、無意識にトラウマから身を守っているのだろうか、とフェリッティは思った。これまでの自分の見立ては間違っていたのだろうか？　フェリッティは医師として、患者の体重に問題があることを認めた。実際、ここに解決の糸口があるとしたら？　体重を増やすことで心理的、感情的バリアを張っていて、何かから身を守っていたとしたら？　もしそうなら、これまで順調にその保護膜をはがしてきた患者たちが、切実に元の体型に戻りたがった理由がよくわかる。

フェリッティは、虐待と肥満の歴史にある隠された関係性の一端を垣間見た気がした。そしてその関係性を明確につかむために、肥満プログラムの通常の検査と面談の際に、子供のころに性的虐待を受けたことがあるかどうかも尋ねることにした。驚いたことに、すべての患者がそうした経験を認めているようだった。最初のうちは、絶対に何かの間違いだと思った。医学部でこんな相関関係を習ったことはない。だが186人の患者を診察して納得がいった。そして彼の患者や、質問の仕方が特殊でないことを確認するため、5人の同僚に協力を仰ぎ、別の肥満患者の虐待経験を調査した。やがて同じ結果を得ると、フェリッティは自分たちが何かとてつもない事実を発見したことを知ったのだった。

・・・

小児期の逆境と健康リスクのつながりに関するフェリッティ博士の初期の洞察は、画期的なＡＣＥ研究へとつながった。これは医師の思考が探偵のそれと似ているといういい例だろう――勘で目星をつけてから、科学的足取りで突き詰めていく。たったふたりの患者からはじまったこの研究は、医師たちに多くの命に対する重大な洞察を与えながら、やがて現在の医療の礎となり刺激となっていく。

自分のテリトリーでの探偵作業を終えると、フェリッティはこの話を広めようとした。ところが１９９０年にアトランタで開かれた米国肥満会議で自分の発見を紹介したところ、同僚から激しい批判を受け、その場にいた医師のひとりなどは、患者の虐待の話は自分のだめな人生を繕うための作り話だと主張した。フェリッティの報告によると、その男性は拍手喝采を浴びたという。

会議には、フェリッティ博士が患者に騙されたわけではないと考える人物が、少なくともひとりだけいた。米国疾病予防管理センター（ＣＤＣ）の疫学者デビッド・ウィリアムソンは、その夜の夕食会でフェリッティの隣に座った。その先輩科学者はフェリッティに、先ほどの発表――小児期の虐待と肥満の関係――が本当なら、非常に重大なことだと言った。だが、たった２８６の症例だけでは誰も信じないだろうと指摘した。必要なのはもっと大規模な、何千人という多様な人々を対象にした疫学的に適切な調査であって、減量プログラムの小さなグループだけでは無理だという。

それから数週間のうちに、ウィリアムソンはフェリッティに、CDCの疫学者ロバート・アンダを紹介した。アンダはCDCで何年も問題行動と心血管疾患の関係を研究してきた。つづく2年でアンダとフェリッティは、虐待と肥満のつながりに関する既存の文献を見直し、有意義な研究を生み出すための最善策を見つけることとなる。彼らの狙いは、ふたつの点を特定することだった。(1)小児期の虐待経験並びに/または家庭崩壊と、成人してからの健康リスクが伴う行動(アルコール依存症、喫煙、重度の肥満)との関係、(2)小児期の虐待経験並びに/または家庭崩壊と病気の関係。これらを特定するためには、多数の成人の包括的な健康診断結果と医療データが必要だった。

幸いにも、ふたりに必要なデータの一部は、サンディエゴにあるカイザー・パーマネンテ(大手保険機構)の医療組織で毎日収集されており、そこでは毎年4万5000人以上の成人が医療センターで包括的な健康診断を受けていた。カイザーに蓄積された大量のデータには、人口統計情報、過去の診断、家族の病歴、現在の状態、または抱えている病気などが含まれていて、フェリッティとアンダにとっては貴重なデータの詰まった宝の山だった。9カ月の格闘の末、監査委員会からようやくACE研究の計画を承認されたフェリッティとアンダは、準備万端だった。1995年から1997年のあいだに、カイザーの保険加入者2万6000人に、小児期の経験が健康に影響を与える事実を周知させるための協力を仰ぐと、1万7421人が参加を表明した。それから1週間後、フェリッティとアンダはそれぞれの患者に小児期の虐待と家庭崩壊について、それからタバコや、ドラッグ、性病など、現在の健康リスク要因についてのアンケートを送った。

アンケートでは、フェリッティとアンダが「逆境的小児期体験（Adverse Childhood Experiences）」、略してACEsと呼んだものについての重要な情報が集まった。減量プログラムで判明した逆境の割合の高さに基づき、ACEにおける虐待、ネグレクト（育児放棄）、家庭崩壊の定義を、10のカテゴリーに分類した。その目的は、彼あるいは彼女が18歳になる前に、10のカテゴリーのうちどの程度当てはまるかを確認することで、患者の逆境レベルを決定することにある。

1　精神的虐待（周期的）
2　身体的虐待（周期的）
3　性的虐待（接触）
4　身体的ネグレクト
5　情緒的ネグレクト
6　家庭内に薬物乱用者がいた（例：アルコールやドラッグの問題を抱える人間と暮らしていた）

7　家庭内に心の病を抱えた人がいた（例：うつ病や精神疾患の患者、または自殺未遂を試みた人物と暮らしていた）
8　母親に乱暴に扱われた
9　親が離婚または別居している
10　家庭内に犯罪行為があった（例：刑務所へ送られた家族がいた）

各項目はそれぞれ1ポイントとしてカウントされ、このACEスコアの満点は10点となる。健康診断のデータとこのアンケートを用いて、フェリッティとアンダはACEスコアと健康リスク行動および健康結果を関連づけた。

そこからまずわかったのは、ACEが驚くほど一般的なことだった[4]——人口の67％が少なくとも右の項目のひとつを経験し、12・6％が4つ以上を経験していたのだ。

次にわかったのは、ACEと健康問題の関連性で、ACEスコアが高い者ほど健康リスクも高いということだ。たとえばACEのスコアが4点以上[5]だった人は、0点だった人に比べて、心疾患やがんのリスクが約2倍あり、慢性閉塞性肺疾患（COPD）を発症する確率が約3・5倍も高かった。

・・・

ベイビューでの生活や患者を見てきた私は、この研究が完全に正しいことを直感した。これは、現場では目にしているのに文献には書かれていない、幼少期の虐待と健康被害の関係性を示す強力な証拠だった。ACE研究を読み終わると、小児期の虐待やネグレクトで生じるストレスと、その後の人生に影響を及ぼす身体的変化やダメージのあいだに医学的つながりがあるかどうか、その問いに答えられるようになっていた。どうやらベイビュー・ハンターズ・ポイントの〝井戸〟に危険物質が入っているのは間違いなさそうだ。鉛や有害廃棄物ではない。貧困でさえない。それは小児期の逆境であり、それが人々を病気にするのだ。

・・・

ACE研究の意義深さのひとつは、何を調べたかではなく、誰を調べたかにある。ベイビュー・ハンターズ・ポイントに行き、貧困や暴力、不十分な医療体制を見たらきっと多くの人がこう言うだろう。「これでは病人が多いのは当然だ」。私も公衆衛生の学校でそう学んだ。貧困や未熟な医療体制は、健康被害を引き起こす真の原因だ、と。

ここでACE研究の登場だ。この研究は一般論で見逃されている大きなものを突きつける。そもそも、ACE研究が行われたのはどこなのか？

ベイビュー？　ハーレム？　ロサンゼルスの中南部？

そうではない。

サンディエゴの中流家庭だ。

もともとACE研究に参加したのは、70%が白人で、同じく70%が大卒者だった。また研究の参加者は、カイザーの患者として手厚い健康管理を受けていた。ACE研究は、検討を重ねるごとに元の発見の正しさを何度も立証してきた。ACE研究によって頭角を現したこの研究機関は、収入や人種や医療を受けやすい環境にあるかどうかに関係なく、小児期の逆境が米国（および世界中）のありふれた、そして深刻な病気のリスク要因であることを明らかにしている。

・・・

ACE研究は多くの理由で有意義だが、特筆すべきは、注目する対象が精神疾患だけにとどまらない点だろう。研究していたのは心理学者ではない。ふたりの内科医だ。たいていの人は、子供時代のトラウマが大人になってからの危険行為――飲みすぎ、粗末な食事、喫煙など――に関係していることは直感として理解できる。一方で、小児期の逆境と、心疾患やがんのようなよく知られた死因が関係しているとは気づかない。私はクリニックで日々、ACEを抱えた患者が身体に支障をきたす様子を見てきた。年齢が若いので心疾患をわずらう者は少ないかもしれないが、肥満や喘息の高い割合のなかに、その兆候をはっきりと確認することができた。

・・・

逆境と病気の関係性を示したＡＣＥ研究の発見に興奮すると同時に、私はむかむかと腹が立ってきた。なぜ、自分はこれまでこの事実を知らなかったのだろう？　この研究は明らかに事態を一変させる。それなのに医学部でも、公衆衛生の学校でも、研修中にさえ、習ったことがなかった。フェリッティとアンダは、ＡＣＥ研究の最初の論文を１９９８年に発表している。にもかかわらず、私は２００８年まで読んだことがなかったのだ。10年間も！　しかも、いまだにこの重大な科学は、うちの患者の健康改善に役立つような臨床ツールになっていない。こんなことがありえるだろうか？

それから数年後にフェリッティと話したとき、彼はいろいろな同僚から論文の内容を批判されたと語った。フェリッティとアンダはそうした批判をことごとく論破したものの、研究が盛り上がることはなかった。それどころかいまにも消滅しそうだったと言い、研究で判明した事実を思えば、とんでもないことである。ＣＤＣで働くアンダ博士の同僚たちは、こんな罹患率の高さは、これまでの研究者人生で数回しか見たことがないと言って大騒ぎしたという。彼らの発見でとくに重要なのが用量反応関係で、これはたとえばタバコを吸えば吸うほど肺がんになる確率が高くなるのと同様だ。ＡＣＥ研究は用量反応関係を立証するが、これは因果関係を示す重要なステップである。ＡＣＥスコアが7以上の人は、肺がんになる確率が3倍、米国の死因1位である虚血性心疾患になる確率が3倍半も高い。かりに明日、フェリッティとアンダが行ったような大規模な研究が発表されて、その内容がカッテージチーズを食べている人はがんになる可能性が３倍高まると言えば、インターネットは大騒ぎになり、酪農業界は危機管理会社と契約することになるだろう。

・・・

つまりどういうことか？　なぜ私はこの研究について耳にしたことがなかったのか？　なぜこの話をラジオで耳にすることがなく、フェリッティ博士は某有名トーク番組に出演していないのか？　これには少なくとも３つの理由が挙げられる。

ひとつめの理由は、ＡＣＥ研究自体に対する誤解、リスクの増加が行動と大いにかかわっているという考え方にある。前述したように、多くの人々は逆境と健康の関係を理解していると思っている。貧しくつらい子供時代を送った人は必ず、タバコや酒やその他さまざまな体に悪いことをしてやり過ごすしかない。だが頭が良くて強ければ、生まれた環境を乗り越え、悪いものとは縁を切ることができる、と一般には考えられている。一見正しい理論に思えるが、しかし思い出してほしい、ある時期まではみんな、地球が平らだと信じていたのだ。

幸いにも、優秀な科学者たちがこの「思いこみ」を検証することにした。彼らはＡＣＥと心疾患／肝疾患の関係性に着目し、非常に複雑な分析をしながら、喫煙、飲酒、運動不足、肥満といった健康を害する行動が、どの程度病気に影響しているかを調べた。その結果「悪い行動」が病気を誘発する確率は、わずか50％ほどだと判明した。[6] ある意味、これはいい知らせだ。

というのもＡＣＥを抱えていても、喫煙や運動不足など健康に悪いものを避けていれば、50%の健康リスクから身を守れることになるからだ。と同時に、身体に悪い行動をしていなくても、心臓や肝臓の疾患を引き起こす可能性が高い、ということでもある。

フェリッティの患者、パティがいい例だ。彼女は極度の肥満で、寝ながら食べてしまうと申告し、だから明らかに彼女の行動が肥満を引き起こしているのだが、そのせいでのちに別の健康問題も引き起こした。だが、本当にそれだけだろうか。フェリッティ博士のプログラムから最初に脱落したときパティは、やがて戻ってくると、もう一度助けてほしいと頼んだ。長いあいだ、彼女は体重を減らしてはリバウンドすることをくり返し、肥満の外科手術をしたあとでさえ駄目だった。残念ながらパティは42歳のときに肺線維症（肺組織損傷で呼吸困難に陥り、やがて呼吸が止まる自己免疫疾患）で亡くなった。だが肥満は肺線維症の原因ではなかった。パティはタバコを吸わなかったし、アスベストのような肺に有害な物質を取りこんだこともなかった。ＡＣＥスコアが2点以上ある人は、自己免疫疾患をわずらう可能性が倍増する。パティにとってＡＣＥはおそらく最大の危険要因だったと言えるが、本人も医師もそのことを知らなかった。

アメリカでは、自己責任を重んじる風潮がある。あなたが選んだライフスタイルは、あなたの健康に多大な影響を与える。いわゆる「悪い行動」は健康リスクを高めるし、それについて疑いはない。だがＡＣＥ研究は、それだけではないことを、ここでもう一度明らかにする。

私がフェリッティとアンダの研究を医学部で耳にすることがなかったふたつめの理由は、（これが理由としてもっともありそうだが）恐ろしくも感情的なものだ。自分が過去10年でカッテージチーズをどれだけ食べたかを冷静に計算することと、トラウマや虐待を再度思い出すこととは次元が違う。本書を読んでいるみなさんはきっと、心の病をわずらい、あるいは飲んだくれの両親を持ち、あるいは精神的虐待を受け、あるいは「かわいい子には旅をさせよ」と考える家族のもとで育った人物を思い浮かべることができるだろう。だが、どんな集団にいても――教室、専門会議、結婚式、米国議会――そこでみんなのＡＣＥスコアが突然発表されたら、それが私たち自身に関わる問題であることがかなりはっきりするはずだ。しかし大半の人は、過去に起こった悲しくてつらい出来事など思い出したくはない。それが自分にも当てはまるからこそ、トラウマが健康に与える影響を過小評価する可能性がある。そこに生物学的意味がつきまとうと認めるのは、罪人であっても聖人であってもつらいのだ。郵便番号のなかにそれを見出すほうが、たぶん、簡単だろう。

ＡＣＥ研究が医学界でも科学界でも１９９８年に盛り上がらなかった最後の、そしておそらく最大の理由は、科学的な溝である。フェリッティとアンダの研究は、逆境が健康に悪いことは示していたが、それがなぜ悪いのかを説明することができなかったのだ。

私にとって幸いだったのは、この10年間に、そうした科学的溝がゆっくりと、しかし確実に埋まっていたことだ。

私はヘイズ研究室とサラ・Pの事例に立ち返って、その理由を探ればよかった。ACE研究の科学的溝にどのパズルのピースがはまるのか、私には強い予感があった。ストレス反応システムこそ、逆境が健康に及ぼす生物学的メカニズムだと特定し、証明するのはきっと楽しいだろう。関連した論文を調べ直したり、医学会議に出席したりしなくてはならないかもしれないが、これからはACE研究が私を導いてくれる。私の調べたいことを理解してくれる人がいるし、論文の著者に問い合わせることもできるし、自分のクリニックでACEのデータを集めることだってできる。これが私の患者やベイビューだけにとどまらないと思うと、胸が高鳴った。逆境が健康に及ぼす弊害は、見落とされがちな公衆衛生の危機の特徴をすべて備えていた。

私はディエゴに会う前、いやACEについて知る前から、ベイビューに希望を抱いていた。この地域の問題が拡大していることはわかっていたが、解決策があることもまたわかっていたのだ。クリニックを開業した日、私はスタッフにこう告げた。ここの住民を助けられれば、どの地域の人々も助けてあげられる、と。

第2部　診断

第4章　赤い車と熊

The Drive-by and the Bear

それは寒い日で、まさに12月のサンフランシスコの夜だったが、友人たちとミッション・ストリートを歩きながら、自分を抱きしめるようにして体を温めていたのを覚えている。ボストンの公衆衛生学校の冬休みに帰省した私は、コートも着ないで外出していた。雪が降っていないだけまだましだ。旧友たちとの夜遊びで盛り上がり、薄着のことなどたいして気にならなかった。にぎやかに話しながら車に向かう私たち4人の声が、街の喧騒をかき消していく。この夜が終わるのが名残惜しくて、私たちはナインティーンス・ストリートとミッション・ストリートの角でいつまでもぐずぐずととどまっていた。通りの向こうで赤い車が減速したのに気づいたのは、パン！　パン！　パン！　と音が聞こえたときだった。やがてその車がトゥエンティース・ストリートのほうへ走り去ると、はじめ友人のマイケルは笑い飛ばそうとした。「ばかなガキがクラッカーでも鳴らしたのかな」。だがすぐに嫌な予感に見舞われたのか、私たちを車のほうへ促した。「早く行こう。やばいことが起きたかもしれない」

私たちがマイケルの車のそばまで行くと、歩道に倒れている男が見えた。そばにいた仲間と思しき3人の男たちが、叫びながらその通り沿いに停まっている車の窓を殴りつけている。「うそ」と、私のいとこのジャッキーが声を上げた。「あの人、撃たれてる！」

みんなが反対側に走っていくのに気づかずに、私は反射的に被害者のほうへ向かった。「ナディン！」。マイケルが言った。私の腕をつかんだが、遅かった。

私は男のそばへ行くとひざをついた。考えていたのは、命を救うことだけだった。この前年に医学部を卒業した私は、医師の本能に突き動かされていた。顔をよく見ると、体格とは裏腹に幼い顔をしていた。17歳より上ではないだろう。右眉の上に射入口があり、横を向いた後頭部にこぶし大の射出口が見える。外傷センターで受けたトレーニングさながらに、脳内で大音量の状況報告がはじまる。「後頭部に銃創！　ほかに穿通外傷の兆候はなし！」

映画なら、被害者は気を失っているところだが、目の前の少年は吐いていた。病院で何度も恐ろしい光景を見てきたが、これはまったく別物だった。時間がスローモーションのようになり、気づくと体が勝手に動いていた。医学部で習ったＡＢＣＤの手順を確認していく――気道(airway)、呼吸（breathing)、循環（circulation)、損傷（disability)。気道を確保して、呼吸を確かめ、脈を測る。首の骨が折れているといけないので頸椎は動かさない。と同時に「ここは安全な救急室ではない」と頭の片隅で声がする。ドアに警備員もいなければ、さっきの赤い車が戻ってくるかもしれないのだ！　鼓動が速まり、手が震える。身体中の全細胞がここから離れろと伝えていたが、私は救急隊が来るまで彼のそばにいた。

数時間後、ミッション地区の警察署で目撃した状況を詳しく説明していた私たちのもとに、少年の訃報が伝えられた。痛ましい結末ではあったが、自分にはあれ以上どうしようもなかった。その夜は、家に帰っても眠れなかった。それから何週間も何カ月も、高速で近づいてくる赤い車を見たり、車のバックファイアの音を聞いたりするたびに、あの夜の恐ろしさがよみがえった。身体も反応を示し、鼓動が速くなり、目が泳ぎ、胃がぎゅっと縮むのを感じた。いまなら、赤い車と危険を一時的に結びつけることで生じた極度のストレスに、私の生体システムが反応していたのだとわかる。身体が以前の出来事を記憶していて、目の前の赤い車が例の赤い車と同じくらい危険だった場合に備え、大量のストレスホルモンを身体中に送っていたのだと。そう、身体は当然の働きをしていたのだ――私を危険から守るために。

脳は日々、大量の情報を処理しなければならない。頭上で風にきしむ木々、隣家で吠えている犬、地下鉄が通り過ぎる際に顔に感じる風圧――そして危険の察知。人類を生かすために、脳と身体は効率的に情報を処理する必要があったが、ストレス反応システムもそのひとつだ。小さな子供が熱いコンロに触れたら、身体は記憶する。生化学的に、身体はコンロ（とそれに関連するすべての刺激）を危険と認識し、だからその子供が次にコンロの火を見たら、身体からあらゆる警告サインが送られる――鮮明な記憶、筋肉の緊張、脈拍の上昇。たいていは、これで同じ過ちを防げる。こんなふうに私たちの身体は私たちを守ろうとするのだが、これは非常に理にかなっている。その証拠に、このメカニズムを進化させなかった有史以前の生物は、繁殖しなかった。

ところがこのストレス反応は、少しやりすぎてしまう場合がある。これは刺激への反応が適応可能で身体を守るものから、適応不可能で健康を害するものへと変わってしまったときに起こる。たとえば前線から戻ってきた兵士が心的外傷後ストレス障害（ＰＴＳＤ）に悩まされるという事例はよく知られている。この状態は身体が記憶をしすぎるという極端な例だ。ＰＴＳＤになると、ストレス反応はくり返し現在の刺激と過去のそれとを激しく混同し、退役軍人が現在を生きることを難しくする。上空を飛んでいるのがＢ－52爆撃機であろうと、ハワイへ向かう旅客機であろうと、身体は同じように感じてしまう――生死にかかわる危険を。ＰＴＳＤの問題は、それが固着してしまうことにある。ストレス反応が過去に捕らわれ、何度も立ち往生してしまうのだ。

私の場合、赤い車という特定の引き金は、やがて体内の最も古い防御システムから切り離され、脳に危険と認識されることはなくなった。町で赤い車が私のそばを通り過ぎても、もう怯えることはない。ただ、その理由は何年もわからなかった。なぜあの激しいストレスを身体が克服できたのだろう？　赤い車と、ストレス反応という生体反応の感覚的つながりを弱めた原因は？　その疑問について考えたのは、長い年月が過ぎ、ディエゴが私の前に現れたときだった。

・・・

ＡＣＥ研究を最初に目にしてから数カ月後、私はふたたび調査に乗り出した。すると、子供の健康と成長におけるストレスおよびその影響に関する生物学が、いくつかの面で飛躍的に前進していることが判明した。現時点で私にわかっているのは、虐待から育児放棄まで、さまざまな逆境を体験してきた患者の身体には、あの夜にミッション地区で私の身体に起こったのと同じことが起きているということだ。身体が危険を察知すると、身を守るために強烈な化学反応を引き起こす。とりわけ重要なのは身体が覚えているということだ。ストレス反応システムは、人類の生存と繁栄を可能にした進化の奇跡の結果である。人間には誰しもストレス反応システムが備わっているが、それは遺伝および初期の経験によって慎重に調整され、高度に個別化されている。ＡＣＥと無縁な子供のストレス反応とディエゴのストレス反応を異なるものにしている原因は、これから解き明かしていく複雑な疑問だが、すべては同じシステムからはじまっている。それはうまく機能していれば命を救い、そうでなければ命を縮めてしまう。

ストレス反応

レジ横にある雑誌をぱらぱらとめくったり、ネットサーフィンをしたりしていると、怪力の持ち主の話に出会うことはないだろうか。下敷きになった子供を助けようと車を持ち上げる父親や（都市伝説？）、夫を襲ったプーマを撃退した女性の話（これは実話）。さらに映画じみた話だと、普通の人が、弾丸を2発受けながら戦場を駆け回って仲間を救うヒーローとなる。どうしてこんな力が発揮できるのかと疑問に思ったことがあるなら、答えはこうだ。それは毎日食べるシリアルのおかげではなく、美しく設計された、進化になくてはならないストレス反応システムのおかげである。基本的に、その仕組みは以下のように働く。たとえばあなたが森を歩いていて熊に出くわしたとする。するとただちに脳は副腎（腎臓の上に付いている臓器）に大量のシグナルを送り「ストレスホルモン、アドレナリン、コルチゾールを放出せよ！」と呼びかける。すると心臓が強く脈打ちはじめ、瞳孔が開き、気道が広がり、ほどなくあなたは熊と戦うか、逃げるかの選択をできるようになる。これは一般的に「戦うか逃げるか反応」として知られていて、命を守るために1000年以上のときを超えて進化してきた反応だ。もう少しマイナーな選択肢として、熊に自分を石だと思わせようとして〝すくむ〟場合もあるかもしれない。だから人によっては「戦うか逃げるかすくむか反応」と呼ぶこともあるが、ここではシンプルに「戦うか逃げるか反応」と呼ぶことにする。

・・・

ストレス反応システムがうまく働かなくなる原因、医師が言うところの〝調節不全〟になる理由を理解し、把握するために、それが正しく働いている状態について知っておくべき基本がいくつかある。まずは、この生体システムが人類における最古にしてもっとも複雑なシステムのひとつだということを肝に銘じてほしい。これについては誰もが学んでいるはずなのに、いまだに困惑気味に目をそらす。ここではできるだけシンプルに、そして正確な説明をしたいと思う。

以下が主要な登場人物[1]だ。

・扁桃体：脳内の恐怖をつかさどる
・前頭前皮質：脳の前部に位置し、判断、気分、感情など認知機能や遂行機能をつかさどる
・視床下部－下垂体－副腎系（ＨＰＡ軸）：副腎でコルチゾール（長期的に働くストレスホルモン）の産生を開始する
・交感神経－副腎髄質系（ＳＡＭ軸）：副腎と脳でアドレナリンとノルアドレナリン（短期的に働くストレスホルモン）の産生を開始する
・海馬：情動的情報を処理する場所で、記憶の定着に重要な役割を果たす
・青斑核のノルアドレナリン神経核：気分、興奮、運動能力、覚醒、注意、驚きをつかさどる脳内のストレス反応システム

ではもう一度森へ戻ろう。

森で熊に出会うと、「恐ろしい熊を怖がるように」という警告が、扁桃体から脳へとただちに送られる。すると脳がＳＡＭ軸とＨＰＡ軸を作動させ、戦うか逃げるか反応を促す。ＳＡＭ軸からの信号が神経を通って脳から副腎へと伝わり、アドレナリンの生産を指示するのだが、これは「怖がる」ことに関連した感情の多くをつかさどっている。アドレナリンが放出されると鼓動が強く速くなり、必要な場所へ血液が送られる。それと同時に気道も広がるため、より多くの酸素が取りこめるようになる。また血圧も上昇し、（走ったり跳ねたりするのに必要な）骨格筋へ向かって血液が流れる一方で、膀胱を閉じる小さな筋肉へは行き届かなくなるため、人は怖いと漏らしそうになり、実際漏らしてしまうことがある。さらにアドレナリンは、エネルギーを確保するために脂肪を糖へと変える。

ＳＡＭ軸はまた、青斑核のノルアドレナリン神経核を活性化――私の好みで言うところの「カラテは知らないが、クレイジーなら知ってるぜ」〔ジェームズ・ブラウン『ザ・ペイバック』の歌詞〕状態に――する。これは脳内のストレス反応センターで行われ、これによって私たちのテンションは上がる（ひいきのフットボールチームが勝ったところ、もしくは負けたところを想像してほしい）。アドレナリンとノルアドレナリンは強力な刺激剤で、私たちの頭をすっきりさせ、すばやく安全な道を取れるよう促してくれる。さらにはアドレナリンが駆けめぐると、世界征服ができそうなほどの多幸感も生み出される。とはいえ、何事もバランスが重要だ。

前頭前皮質（理論、認識、判断をつかさどる場所）のアドレナリンとノルアドレナリンに対する反応グラフ[2]は逆Ｕ字になっており――多少なら機能を改善するが、あまりに多いと集中力を阻害する。

心臓が血液を送り出しているいま、あなたの筋肉の状態は上がり、戦えそうな気がしている。だが、と思う。よく考えたら、熊と戦うのはまずいのではないか。なにしろハイイログマ（グリズリー）は最大で７７０キロにもなるし、巨大な歯と恐ろしい爪も持っている。おそらくいい戦いはできないだろう。そんなときのために、本当に恐怖を感じたら、恐怖をつかさどるセンターは一時的に思考を停止させる。というのも、勝敗の確率を冷静に考えている場合ではないからだ。そこにはあなたの命がかかっている。だから扁桃体は前頭前皮質につながる神経を活性化させることで一時的にスイッチを切り、少なくとも反応を鈍らせる。ＳＡＭ軸は（数秒か数分の）非常に短期作用型反応で、そのときもっとも必要な、血液、酸素、エネルギー、図太さなどを利用可能にし、身体に準備をさせる。

それと同時に、ＨＰＡ軸は化学伝達物質を放出する脳内のホルモンを刺激し、結果として長期的に働くストレスホルモン（とくにコルチゾール）を分泌させる。あなたが住んでいる森に、熊がたくさんいるとしよう。最初の１、２頭に出会ったあと、あなたの身体は「熊問題」に対して、より効率的な反応を求めるようになる。基本的にコルチゾールは、何度もくり返されたり、長期間に渡ったりするストレス要因（熊だらけの森に住んでいるとか、慢性的な食料不足に悩んでいるなど）に身体が適用できるよう助けてくれるが、その効果のなかにはアドレナリンのそれのように、血圧や血糖を上昇させ、認識（クリアな思考）を抑制し、気分を不安定にするものもある。また睡眠も阻害されるが、これは熊だらけの森に住んでいれば納得で、眠りは浅いほうがいい。食欲を減退させ、脂肪の燃焼を刺激するアドレナリンとは異なり、コルチゾールは脂肪の蓄積を促し、糖分が多く高脂肪の食事を切望させるきっかけとなる。前回失恋したときのことを思い出してほしい。なかなか寝つけず、ハーゲンダッツの容器を抱えて底まで掘り進んでしまったのはなぜだろう。それがコルチゾールだ。コルチゾールが大量に分泌されると、繁殖機能が抑制される。すぐ近くに熊のいる森で暮らしていたら、もっと安全な森に移動してから子供をつくったほうがいいと思うからだ。

　はっきりとはわかっていないが、ストレス反応のある非常に重要な機能が、免疫系を活性化させている。熊と戦えば、一度や二度は攻撃を受けるだろう。そうなれば免疫系には治癒を優先してほしいし、つまり負傷したらすぐに炎症を起こして傷を安定させ、熊を倒すか、逃げ切れるまで動けるようにしておきたい。

　いったん危険を回避し、安全な洞窟に戻れば、ＳＡＭ軸もＨＰＡ軸も活動を停止する。仕事を終えたシステムを停止させるためのストレス反応を引き起こす、フィードバック阻害と呼ばれるある種のストレス調整装置[3]が働くからだ。それによって大量のアドレナリンとコルチゾールは、ストレス反応を指示した脳の各部位に戻っていく。なんと進んだシステムだろう！　森に住み、そこに熊がいるならなおさらだ。だがもし、洞窟にも熊がいて、洞窟の安全が確保できなかったら？

熊と暮らす（＝調節不能のストレス反応）

私はこれまで、ひどい経験をした子供たちを診察で何度も見てきた。ある患者にとっての熊は、母親を罵り、身体的にも痛めつける父親だった。別の子供にとっての熊は、精神疾患の薬を飲まずに、しばしば危険な状況で子供を放置する母親だった。また、学校帰りに流れ弾に当たった14歳の少女の熊、つまり犯人が、隣の住人だった事件は忘れられない。

多くの患者にとって、ストレス反応は日に十数回、場合によっては何百回と起こる。ディエゴや他の患者の抱える問題の原因を突き止めたければ、いつ、そしてどのようにストレス反応が体に悪影響を与えはじめるのか、正確に知る必要があった。多大な逆境にさらされた子供の脳や身体に何が起きるのか？　幸いにも、優秀な科学者たちが同じ疑問を呈していた。

〝ウサギの巣穴〔落ちると違うものが見えてくる不思議な空間〕〟を探検しているあいだに、私はジャクリーン・ブルースとフィル・フィッシャーおよびその同僚らによるすばらしい研究を見つけた。２００９年の調査[4]で彼らは、養子に出された未就学児の逆境体験が、ストレス反応システム、とくにＨＰＡ軸の機能に影響を及ぼすかどうかの調査を開始した。調査にあたり、

１１７名の里子《さとご》と、60名の虐待を受けていない低所得者層の子供のコルチゾール濃度を分析した。彼らの発見は、私が自身の患者に感じていた疑念を強くした。里子は、逆境を体験していない子供に比べて、コルチゾール濃度が異常に高かったのだ。[5]

　この実験から、コルチゾールには日々のパターンがあることがわかった。起床して活動をはじめる朝に高まり、徐々に下がって、眠りにつく夜に最低値を記録する。この結果を受け、コルチゾール・パターンの乱れもわかるようになった。フィッシャーとブルースは、虐待を受けた子供のコルチゾール濃度が全体的に高く、普段のコルチゾール分泌パターンも乱れていることを発見した。朝のピーク時にそれほど上がらず、日中の低下速度も緩やかで、夜になっても高いままであるため、１日のコルチゾール濃度が全体的に高くなる。

　里子研究で興味深いのは、親の教育や収入面において、人口統計学的に実験群と対照群に差異がなかったことである。おもな違いは、対照群の子供は少なくとも片親と暮らしていて、これまで児童保護サービスとの接触がなく、虐待も受けていない点だ。たしかに対照群である低所得者層の子供は、多少の逆境にさらされてはいたが、それでもコルチゾール濃度が異常を示すことはなかった。これは、子供たちが調節不全を起こすことなくストレスに対処する方法があるということを示しており、今後の研究に光を投じる。

　逆境や悲劇や困難が、人生につきものであることは誰しも知っている。病気や離婚やトラウマから子供たちを守りたくても、避けられない場合がある。研究によると、こうした日々の闘いは、愛情深い保護者の正しいサポートがあれば乗り越えられるという。

フィッシャーは、「発達途上の子供に関する全米科学評議会（National Scientific Council on the Developing Child）」と連携し、初期の逆境が子供の発達途上の脳や身体に与える影響を科学的にとりまとめようと精力的に挑みつづけた。評議会のほうも、調節不全のストレス反応が問題の核だと気づいていた。

おもな問題は、ストレス反応が頻繁に引き起こされたり、ストレス要因が強烈すぎたりすると、身体がＨＰＡ軸とＳＡＭ軸の働きを停止できなくなることだ。これを科学用語で「フィードバック阻害の乱れ」といい、要するに体内のストレス調整機能が壊れている状態を示す。あるレベルに達しても「熱」供給を停止せず、ひたすら体内でコルチゾールを放出しつづけるのだ。まさにフィッシャーとブルースが里子たちに見出した状態である。

最終的に評議会は、三種類の異なるストレス反応に言及した。[6]

■ポジティブなストレス反応は、健全な発達に欠かせないものであり、その特徴は心拍数の暫時的な上昇と、ホルモン濃度のゆるやかな上昇にある。ポジティブなストレス反応を引き起こす可能性がある状況は、新たな保護者と過ごす最初の一日目か、予防接種を受けたときである。

ポジティブなストレスの好例は、多くのアスリートと関係がある。試合前の、あの緊張感だ。大きなレースの直前、スター選手は猛烈な不安感に襲われることがある。そうなると心拍数が上がり、落ち着かなくなる。一方でアドレナリンの上昇は重要な役割を果たしている。選手の身体により多くの酸素を供給し、筋肉へ送る血流を増やし、集中力を高めるのだ。スタートの合図が鳴ったときには、すでに準備は整っている。

■許容可能のストレス反応は、愛する人の喪失、自然災害、恐ろしいけがなど、深刻で長期的な困難を受けた結果、より高次なレベルで身体の警戒システムを起動させる。その作用が時間で制限され、子供の適応を助ける保護者との関係で守られていれば、脳やその他の器官はともすれば損傷するかもしれない状態から回復する。

小さいころにおねしょをする子は多いが、成長するにつれてしなくなる。両親の離婚後に、ふたたびおねしょをするようになる子は、許容可能なストレス反応の一例だろう。離婚はそこまで辛いものではなく、というのも父親が出ていったとしても、親たちは互いに育児協力を約束し、子供たちには安定した多くの援助が必要なことを理解しているからだ。子供のストレスにこうした緩衝材が入れば、数カ月後におねしょはやむ。私が赤い車を見て感じたストレスのように、安定したサポートネットワークがあれば影響は一時的なものとなる。

■有害なストレス反応は、子供が大人の十分な庇護を得られないまま、強烈で、頻繁かつ／または長期的な逆境――身体的、感情的虐待、ネグレクト、保護者の薬物乱用や精神疾患、暴力および／または経済的困難の蓄積など――を経験したときに起こる。この種のストレス反応システムが長期にわたって起動すると、脳の構造やその他の器官の発達を阻害し、大人になってからも、ストレスに関連する病気や認知機能障害のリスクを高める。

ディエゴのケースが有害なストレス反応であるのは間違いなかった。4歳のときに受けた性的虐待だけでなく、ディエゴとその家族は、ディエゴの身体に負担となる多くの困難に直面してきた。父親は明らかに飲酒の問題があったし、母親はうつに苦しんでいた。両親ともディエゴにとって十分なストレスの緩衝材にはなりえない。ディエゴの一連の症状は、十分なサポートがない状態でストレス反応を起動しつづけたときに起こるものと、ぴたりと一致していた。

・・・

ストレス反応システムを健全に発展させるには、ポジティブなストレス反応と許容可能なストレス反応、いずれの経験も必要である。それがあれば、ストレッサーを目の前にしたときでも、ＳＡＭ軸とＨＰＡ軸が正常な反応を示すように調整できる。だが子供が抱えるさまざまな逆境的小児期体験（ＡＣＥ）のせいで、身体が複数のストレッサーに対して強く、頻繁に反応すると、許容可能なストレスが有害なストレスに変わるリスクが増大する。

オタマジャクシと同じで、子供たちは度重なるストレスの活性化に対してとくに敏感である。逆境を多く経験すると、脳の構造や機能に影響するだけでなく、発達段階の免疫系やホルモン系、さらにはＤＮＡの読み取りや転写にまで影響を及ぼす。一度ストレス反応システムが調節不全のパターンにつながれば、生物学的影響が波及し、それぞれの器官で問題が生じる。人間の身体は、たとえるなら大きくて複雑なスイス時計のようなもので、体内の免疫系で起きていることは心臓血管系で起きていることに深くかかわっている。次の章では、正常に機能しなくなったストレス反応システムの影響を見てみよう。

第5章 大きな乱れ
Dynamic Disruption

子供のストレス反応について知りたければ、注射器がたくさん乗ったトレイを持って診察室に行き、子供に向かって「注射の時間ですよ」と言ってみればいい。いまでは、予防接種の際にどれだけ騒ぐかで、その子のACEスコアをだいたい予想できる。悲鳴を上げる、足を蹴り出す、噛みつくなどはすべて経験済みで、注射針から逃れようと、実際に壁をのぼって逃げようとする子もいる。なかには動揺のあまり私の白衣に嘔吐したり、診察室から飛び出して病院の外まで走って逃げたりした子もいた。こうした極端な怯え方は、通常の注射恐怖症とは異なり、「熊だらけの森」にいる状態の反応である。また、このストレス反応が誘発されたことで、第2のテスト――こちらもまた有害なストレスが生じる重要なカギとなる――保護者の緩衝材として能力を試す機会にも恵まれた。とくにひどい反応を示した子供は、保護者からハグやキスをしてもらったり、歌をうたってもらったり、もしくはなだめたりしてもらうことがほとんどなかった。こうした保護者たちは「その子を捕まえておいて」とか「こんなことしている暇はないの。あと30分で仕事に戻らなきゃ」などと言うのが常だった。

こうした現象を観察し、相互関係を疑うのも大事だったが、それよりもすべきことは、ＡＣＥの影響の有無だけでなく、それがどのように影響しているかを厳密に判断する方法を見つけることだった。スタンフォード大学メディカルセンターで「幼少期のストレスと小児期の不安プログラム（Early Life Stress and Pediatric Anxiety Program）」のディレクターを務めるビクター・キャリオン博士は、すぐに盟友になった。

ストレスが脳に及ぼす影響についてはまだまだ知られていないことが多いが、それでも日々、有望な研究が多くのことを教えてくれる。たとえば有害なストレスが脳に与える影響について私たちが知っているのは、スタンフォード大学のキャリオン博士の重要な研究などのおかげだ。

キャリオン博士は長いあいだ、多くの逆境にさらされている子供たちの研究をしてきた。以前、成人の研究をしていた際に、高濃度のコルチゾールが海馬にとって有害であることを示した博士は、次に子供に注目することにした。ＭＲＩ技術を駆使して彼らの脳内を調べ、コルチゾールがトラウマを抱えた子供たちに与える影響を調査した。医師たちがキャリオン博士の研究に惹かれるのは、それが私たち医師の慣れ親しんだ言語で語られているからだ。逆境を経験した子供をＭＲＩに入れると、脳の構造の大きな変化が見られる。

調査にあたり、キャリオン博士とそのチーム[1]は、さまざまな地元の医療機関から患者を募った。対象者の条件はトラウマを抱えた10歳から16歳の子供で、ＰＴＳＤを発症していること。患者の大半は、暴力を目撃したり、身体的、感情的虐待に苦しんでいたりと、複数のトラウマ体験を抱えていて、貧困生活を送っている子供も多かった。対照群のほうにはトラウマ経験はなかったものの、収入、年齢、人種は実験群と類似していた。準備段階で、研究者は子供かその保護者に、眠れない、いらいらする、集中できないなど、PTSDや過覚醒の症状を尋ね、いくつか挙げるよう頼んだ。その後MRI検査を行い、1日に4回、患者の唾液に含まれるコルチゾールをチェックした。脳のスキャンでは、3D画像で体積を測って海馬の大きさを調べた。すると、症状が重い者ほどコルチゾール濃度が高く、海馬の体積も小さいことがわかった。そして最初の海馬の測定から12カ月ないし18カ月後に、同じ子供の海馬をもう一度測ると、さらに小さくなっていることが判明した。もはやつらい経験をしていないにもかかわらず、被験者の学習と記憶をつかさどる脳の部位は縮小をつづけていて、小児期のストレスがいまなお神経系に作用していることを示したのだ。

有害なストレスの影響に関してクリニックの患者全員を評価することが大事だという私の意見に同意してくれたキャリオン博士は、その結果にも興味津々だった。私たちはACEスコアと、患者が抱える二大問題、肥満と、学習／行動障害との関係性に着目することにした。各患者のカルテをじっくり見直したあと、研究助手のジュリア・ヘルマンが一枚のACEスコアを全員で見直すよう指示した。ACEスコアの正確性を期すために、私たちはスタンフォード大学から別の研究者を呼び、ランダムに選んだカルテの見直しや採点を行っていたのだ。

はじめ、ＡＣＥスコアの調査に協力してくれた７０２名の患者は、フェリッティとアンダの患者とよく似ていた。67％の子供が少なくともひとつはＡＣＥを経験していて、12％の子供が４つ以上を経験していた。自分の患者の数字が高くないことに、私は正直驚いた。なにしろベイビューはかなり荒んだ地域なのだ。フェリッティとアンダの質問が、コミュニティの暴力や家族の追放など、私の患者が普通に体験してきた過酷な出来事すべてをカバーしていないにしても、ベイビューの患者たちは、やはりカイザーの患者よりＡＣＥが多いと思っていた。そこで私ははっとした。フェリッティとアンダの研究対象は、大人だ。平均年齢は55歳。対象者は、18歳以前に経験したＡＣＥの数を思い出すよう求められていた。一方で、私たちの研究対象の平均年齢は８歳。子供たちの多くは18歳の誕生日を迎えるまでに、もっとＡＣＥが増えるだろう。しかも忘れてはいけないのが、逆境を報告したのは保護者たちで、子供たち本人ではないということだ。そしてその保護者にしても、恥ずかしさや恐怖を感じ、あるいは「そういうことは話さない」という理由で、正確な報告はしていないかもしれない。

こうした事実は別として、興味深い発見は、ＡＣＥスコアが４以上の患者は、太り気味か肥満になる可能性が２倍高く、学習や行動に問題ありと診断される可能性は32・６倍にのぼるということだった。スタンフォード大学の統計学者から、こうした数字がいかに深刻かを電話で聞かされると、私は複雑な気分になった――重大な発見をして得意な気持ちと、つらい学校生活を送っている子供たちに対する沈痛な思い。彼らの問題は有害なレベルの逆境と直接関係しているのに、ＡＤＨＤと診断されたり「行動に問題あり」と言われたりして苦しんでいる。

この件が重要な理由は、正確な診断があれば、根底にある生物学的問題を理解した医師たちが、最善の治療や予後診断を行えるからだ。たとえば、患者の肝臓にがんが見つかったら、そのがんは元々肝臓にあったものなのか、前立腺などから転移してきたものなのかを特定するのは医師にとって重要だ。たとえ最初の身体所見が同じだったとしても、がんの種類によって治療法や予後診断は異なる。現在ＡＤＨＤは、完全に症状に基づいて診断されている。前述したように、その基準には不注意、衝動性、過剰活動などが含まれるが、「精神疾患の診断と統計マニュアル」では、根本的な生物学的要因について何も言及されていない。マニュアルが言及しているのは、そうした症状が統合失調症など別の精神疾患と関連していれば、それはもはやＡＤＨＤではないということであり、また、衝動性や過剰活動が見られても、それが脳腫瘍による症状だとわかれば、ＡＤＨＤとは診断できないということだ。

フェリッティとアンダの研究から、有害なストレスの予後診断、つまり私の患者が直面している長期的なリスクは、普通のＡＤＨＤとはかなり異なるらしいことがわかってきた。有害なストレスによる数々の行動症状が、まったく別の診断を表しているかどうかを見極めるには、まだまだ長い道のりがある。問題のひとつは、ＡＤＨＤと違い、有害なストレスという診断が、まだ医学書のなかに存在していないことだ。

同じようなケースが、近年の医学史に見られる。１９８０年代、医学界は新たな流行に直面していた。人々は医師のもとを訪れては、発疹や痛みを訴え、結核やＣ型肝炎で緊急治療室へ運ばれた。さらに不可解なことに、カポジ肉腫という、肌や口やリンパ節にできるめずらしいがんを抱えた患者が、群れをなして現れた。それぞれの症状はよく知られていたので、これらを関連づけて考える者はいなかった。医師たちは訓練どおりに、痛みや肝炎やがんを治療した。しかし症状のある患者が、これまで見たこともないほど続々とやって来る。医師たちは痛み、肝炎、カポジ肉腫をとにかく治さなければと奮闘したが、患者たちの症状は悪化するばかりだった。現在では痛み、結核、カポジ肉腫などの症状が示す、重大かつ根本的な問題はわかっている。免疫系全体を危険にさらす感染症だ。これらはエイズ指標疾患で、つまりＨＩＶ／ＡＩＤＳに感染した彼らは、根本的に異なる予後と治療法を必要としていたのだった。

ＡＣＥスコアで高得点をマークした患者を目にすると、自分も歴史を知らなければ、ただの喘息や肥満や行動障害として治療していたかもしれないと思うことがある。ＡＣＥスコアが６以上の人の寿命[2]は、ゼロの人より20年以上も短いことが研究でわかっている。ＡＣＥスコアの高い患者にとって、寿命を縮めているのは肥満ではなく、肥満の原因となった有害なストレスの可能性がある。この問題の根っこを見極めるには、患者の症状が示す物語を両側——表面上の話と、その奥に隠された話——から検証する必要があった。そんなわけで、トリニティという患者がＡＤＨＤを訴えて診察室のドアをくぐったときには、こちらの準備は整っていた。

私はこの地域で、リタリン（精神刺激薬）の処方箋をぽんと机に置いて終わりの医師ではないという評判を得はじめていた。子供の容態を詳しく見てほしい人は、私のもとへ連れてきた。だがトリニティの症状を詳しく診断する前に、彼女のACEスコアを知る必要があった。最初の702名の患者のカルテを見直して以来、私は患者の健康リスクをきちんと理解するために、患者全員に逆境についての質問をするようにしていた。身長や体重や血圧同様、ACEスコアも検診の手順のひとつになっていたのだ。学習と行動の問題について訴えるトリニティのACEスコアがゼロならば、通常のADHD検査が適当だろう。だがACEスコアが4以上なら、学習や行動に問題が生じる可能性が人より32倍高く、その場合、おそらく根本的な問題は普通のADHDとは異なるはずだ。もしそうなら、きっと問題はストレス反応システムの慢性的な調節不全――前頭前皮質を抑制し、扁桃体を過剰に刺激し、ストレス調整機能をショートさせる――つまり有害なストレスである。トリニティのカルテをめくると、彼女のACEスコアは6だった。

診察室ではじめてトリニティに会った日、私の脳裏に子供のころの記憶がフラッシュバックした。両親がジャマイカからアメリカへ渡る前、私はキングストンのホープ・バレー小学校で最初の学年をスタートさせた。そこで私が知ったのは、4人兄弟のいる自分の家庭に足りないもの――一緒に遊んでくれる少女たちの存在だった。学校には、縄跳びのコツや、スカートでジャングルジムに登る方法など、大切なことを教えてくれる年長の少女たちがたくさんいた。私は彼女たちのように髪をきれいに編んでほしいと母に頼んだ。彼女たちは細長い手足に、ココア色の肌、真っ白な歯をしていた。トリニティは着ている制服――ぱりっとしたコットンの半そでシャツに、ネイビーのウール素材の膝丈スカート――まで、ぴったりそのイメージに当てはまった。まさか私の通っていた学校の少女たちのように毎日5キロも歩いて学校へ通っていたわけではないと思うが、トリニティは11歳にしては背が高く、平均よりも痩せていた。おばさんと一緒におとなしく椅子に座って部屋を見まわしていた彼女は、礼儀正しく、素直で、とてもいい子だった。こちらが質問する前に、トリニティのおばが、姪のACEスコアにある背景を語りはじめた。

トリニティの母親はヘロイン依存症で、娘の人生には気が向いたときにほんのちらりと登場するだけだった。母親はふらりと町へやって来ては、トリニティを連れて買い物へ出かけた。しかし「買い物」とは名ばかりで、実際は娘をおとりにしてデパートで服や靴を万引きしていたのだ。おばは、母親と出かけたトリニティがリップグロスなど細々としたものを盗むようになったのに気づくと、母親とトリニティの面会を禁じた。それ以来、トリニティは学校で大きな問題を起こすようになり、先生たちもほとほと手を焼いていた。学習問題以外にも、彼女は感情を制御するのが苦手で、かんしゃくを起こしては隣の席の子ともめたり、5分もじっと座っていられなかったり、ときには教室を飛び出してしまうこともあった。

ここへ来る大半の子供たちと同様に、診察室でおとなしくしているトリニティを見ても、私は彼女の抱える問題を疑いはしなかった。私はさっそく、有害なストレスの兆候を検知すべく検査を開始した。ＡＣＥスコアがゼロの子供よりも、はるかに慎重に。ヘビースモーカーの両親を持つ子供の肺を集中的に検査するように。トリニティの持つあらゆるリスクに身構えながら、私は彼女の肺の音に耳を傾けた（喘鳴なし）。肌を見る（温かくて柔らかい。乾燥や粉吹きはなし）。髪を見る（切れ毛があるが、アフリカ系アメリカ人にはよくあることで、各自の髪型による）。とくに異常は見られなかった――ただし、彼女の心臓を調べるまでは。

医師が正常な鼓動（動悸や雑音のない）かどうかを確認していることは知られていると思うが、それと同時に私たちは鼓動の強さも調べている。トリニティの胸に聴診器を当てた私は、もう一度イヤーピースを耳に当て直した。彼女の鼓動が、通常よりもわずかに大きい気がした。微妙ではあるが、トクン、トクンと鳴るはずの音が、ドクン、ドクンと聞こえたのだ。聴診器を外し、つかの間、彼女を見つめる。それから胸にそっと手を当てる。やはり、聞き間違いではない。彼女の鼓動は音が大きいだけでなく、拍動も強かった。心臓の問題と、彼女の痩せた身体を考えあわせると、心電図は取るべきだろう。

翌日、心電図で心臓の異常が確認された。結果によると、彼女の心臓は普通よりも鼓動が速く、筋肉の動きが激しかった。心電図を読み解いてくれた心臓専門医から、私の疑念を裏づけるメモが添えられていた――バセドウ病の疑いあり。痩せ型で拍動が強いのは（プラス切れ毛も）バセドウ病の兆候で、バセドウ病とは甲状腺を必要以上に刺激してしまう自己免疫疾患である。前述した（甲状腺が十分なホルモンをつくらないときに起こる）甲状腺機能低下症の例とは違い、バセドウ病は甲状腺機能亢進症で、甲状腺が過剰に甲状腺ホルモンを産生する。先の章でも触れたように、甲状腺機能低下症を発症した成人は、容易に体重が増え、なぜか無気力になる。対照的に、バセドウ病を患った人は、極端に活発なケースが多く、体重を増やせない。

ヨーロッパでは、甲状腺機能亢進症のことをロバート・グレーブス博士と共同でこの疾患を発見したドイツ人医師カール・アドルフ・フォン・バセドウの名にちなんで、バセドウ病と呼ぶことが多い〔英語ではグレーブス病と呼ばれている〕。有害なストレスの研究中に私は、ナチスの収容所から逃げ出した人の多くが甲状腺機能亢進症を患っていた[3]というデータを見たことがある。実際、kriegs-Basedow（kriegs はドイツ語で「戦争」を意味することから、「戦争における甲状腺機能亢進症」の意）という言葉は、大きな戦争中に甲状腺機能亢進症の増加が観察されたことからつくられた。トリニティが内分泌学者を訪ねると、たしかにバセドウ病だと診断された。甲状腺機能亢進症は、まちがいなく彼女が学校で起こす問題行動の原因となっていたのだ。薬を服用するようになると、トリニティの行動や学習の問題は改善した。完治したわけではなかったものの、以前とは比較にならないくらいよくなった。

１８２５年[4]には、研究者たちはバセドウ病がストレスと関係していることを知っていたが、トリニティは確実にストレスにさらされていた。彼女の感情抑制に関する問題が甲状腺機能亢進症と重なり、教室での時間をずいぶんと難しいものにしたのは明らかだった。だが信じがたいことに、忙しい医師の多くがＡＤＨＤの診断を行動だけで判断し、患者の胸に聴診器すら当ていないのが現状だ。

　私はあらためて、リスクの高い子供の検査に多方面から取り組むことの大切さを実感した。必ずしも自分の探しているものが見つけられなくても、ACEスコアを導入し、有害なストレスがもたらすリスクを測る道具として使用すれば診断の助けになるし、問題に対して正しい視点を持つことで、見落としていたかもしれないものを検知できる可能性がある。トリニティにバセドウ病の薬を処方したあと（これが彼女の症状が私に訴えてきた第1の物語だ）、彼女の症状が指し示す第2の物語――根底にある有害なストレス――を治療するために、家族療法を指示した。その目的はトリニティ本人と彼女のおばに、SAM軸とHPA軸の活動を制限する環境を作り出す方法を教えることだった。目指すところは、恐怖やストレスを感じる状況を防ぎ、それが起こったときでもうまく対処する術を授け、とにかくトリニティのアドレナリンとコルチゾールを減少させること。

　最初の段階では、トリニティの行動に対して薬は処方しなかった。それよりもどの治療が最適かを見極められるよう、有害なストレスに対して段階的なアプローチを選択した。患者によっては投薬治療が重要になる人もいるが、私たちのクリニックでは、根本にある生物学的要因を解明するために投薬は慎重に行う。前章で、アドレナリンとノルアドレナリンに対する前頭前皮質の反応グラフは逆U字型になると述べた。有害なストレスのせいで衝動が制御できなくなったり、注意力が散漫になったりする子供の前頭前皮質の機能は、どうやら逆U字を下る途中（コーヒーの飲みすぎで、自分の命の危険をかえりみられなくなっているような状態）〔アドレナリンやノルアドレナリンが過剰に分泌され、前頭前皮質の機能が下がっている状態〕にあるようだった。こういう場合、私たちのチームはメチルフェニデート（リタリンなど）のような精神刺激薬や、アンフェタミン系の薬は使用せず、もともと高血圧の治療に使われ、ADHDの治療にも使用されている非刺激性のグアンファシンを用いることが多い。グアンファシンは、アドレナリンとノルアドレナリンが作用して、衝動性や集中力、さらにはストレスフルな状況を改善するという、前頭前皮質の特定な回路をターゲットにしている。[5]

体系的なアプローチに気分を良くした私は、免疫不全はHIV・エイズが原因ではないかと最初に気づいた医師たちのように、医学の辺境開拓に取り組んでいた。有害なストレスに対する診断基準や血液検査は（いまだに）確立されておらず、処方すべき薬も存在しない。有害なストレスに関係していそうな症状を判断する最大の基準はACE研究そのものだったが、私は、そこに出てくる疾患や症状の数が氷山の一角に過ぎないだろうと気づいていた。なにしろ、調節不全のストレス反応システムが問題の原因なら、その影響は広範囲にわたるはずなのだ。ストレス反応の乱れは神経系だけでなく、免疫系、ホルモン系、心臓血管系にも影響を及ぼす。それぞれの生物学的、遺伝的構成は異なるため、ひとくちに調節不全といっても、その現れ方も多岐にわたる。

こうした情報を知ったあたりから、クリニックのスタッフたちは何もかもが有害なストレスに関係しているように感じて、面食らってしまったようだった。私は彼らと腰を据えて話し合い、まさにこの問題はそこからはじまっているのだと思い出させた。突き詰めていけば、問題の核心は調節不全のストレス反応に行き当たる。だから、そこから糸をたどって、それが身体の各システムにどう影響するかを調べていくのだ、と。私たちは根幹となるシステムの調査からはじめることにした。不調の原因を特定し治療したければ、分子レベルで起こっていることを理解しなければならない。まずは、有害なストレスが身体の正常な機能をどのようにかき乱すのかをできるかぎり正確に理解するため、資料を見直し、システムごとに要約していくことにした。

有害なストレスと脳

カルテを見直したところ、学習は、いわゆる鉱山のカナリアのようなものらしかった。ACEスコアが４以上の患者は、32・６倍も学習や行動に問題があると診断される可能性が高いという事実は、ACEが子供たちの急速に発達する脳に特大の影響を与えることを[6]示唆していた。私は医学部時代と研修医時代に、脳の発達について大いに学んだ。だから子供の脳が生まれて数年のあいだ、毎秒１００万以上の神経を結合しながら形成されていくのは知っていたし、そのプロセスが毒素や病気や身体的トラウマによって中断されると、深刻な事態に見舞われることも、研修医時代に直接目にしたことがある。

まずは、有害なストレスが脳に影響を及ぼすもろもろの手段を理解したい。科学オタク的にたとえるなら、わがチームは、デススター計画を探る、映画『スターウォーズ』の反乱軍で、ちなみにこの場合のデススターは有害なストレスである。デススターの仕組みを理解し、その青写真を調べ、弱点を探ることができれば、それが引き起こす被害を防ぐ手立てを見つけられるかもしれない。

・・・

扁桃体、前頭前皮質、海馬、青斑核のノルアドレナリン神経核（ここからは青斑核と呼ぶ）——前章で、ストレス反応の登場人物について言及した。脳のこうした部分はストレス反応に関わる最前線であるため、これらが深刻かつ長期にわたる混乱をきたすと、その基本的な役割が変わってしまうのもうなずける。さらにもうひとつ、腹側被蓋野（ＶＴＡ）という、ＡＣＥが長期的な問題を引き起こす仕組みを理解するのに非常に重要な脳の領域がある。この領域は愉悦や報酬をつかさどり、行動や依存症に関して大きな役割を担っている。

警告（＝扁桃体）

扁桃体は脳の恐怖をつかさどる領域だ。正中線付近にある側頭葉の奥深くに位置し、最初に進化した脳の構造のひとつだと言われていることから、しばしば「爬虫類脳」とも呼ばれる。扁桃体は、大脳辺縁系にある各構造の相互作用に重要な役割を果たしていて、感情、記憶、動機、行動をつかさどる。扁桃体が大脳辺縁系のなかでもとくに重要なのは、周囲の環境に潜む脅威を特定し、反応するからだ。恐怖は〝熊〟から身を守るために発達した感情で、その動物の咆哮を聞き、あるいは巨大な姿を見た瞬間に湧き上がる。

扁桃体が慢性的なストレッサーによってくり返し刺激されると過剰に作用するようになり、たとえば熊のような刺激に対して大げさな反応を示し、私がクリニックで気づいたところでは、注射器を持った看護師に過剰反応を示す。ルーマニアの孤児院[7]でひどい虐待を受けた子供たちのＭＲＩ研究によると、彼らの扁桃体が劇的に大きくなっていることがわかった。他にも扁桃体が慢性的に、あるいはくり返し活動しつづけると、怖いものとそうでないものの予測がつきにくくなっていく。まるでオオカミが来たぞと叫ぶ少年のように、実際には脅威でないものに対してまで、誤った警告を脳の他の領域に送りはじめる。

カラテは知らないがＣ－razyは知っている（＝青斑核）

脳のこの領域（青斑核）は、攻撃的なふるまいの隠れた原動力となっている。この領域は前頭前皮質と密接に連携して働いていて、双方の領域が共に衝動制御の管理に関わっているのはそのためだ。調節不全となった青斑核は大量のノルアドレナリン（アドレナリンの脳バージョン）を放出し、その結果不安や興奮、攻撃性を高めることがある。また、洞窟の〝熊〟に警戒しつづけているホルモンが体内のシステムに負荷をかけることで、眠りと覚醒の循環をひどく混乱させることもある。

指揮者（＝前頭前皮質）

前頭前皮質（ＰＦＣ）は脳の前部、額の裏側にある。きわめて原始的な構造の扁桃体とは違って、最後に進化した領域だと言われており、論理、判断、計画、決断をつかさどっている。また「実行機能」の中枢と呼ばれることも多く、その能力は矛盾する思考や情報を区別し、現在の行動が導く結果を考慮し、決められたゴールに向かって働きかけ、「社会統制」（衝動の抑制のこと。もし衝動を抑えられなければ社会的に受け入れがたい結果を導く）を利かせるというものだ。多くの点でオーケストラの指揮者に似ているこの領域は、各演奏者のテンポや音のボリュームを定め、すべての情報を調和させ、耳障りではない、筋の通った美しいものへと仕上げていく。小学5年生のクラスの、ありふれた日常を思い描いてほしい。先生が話しているあいだ、隣の席の子が丸めた紙を教室の向こう側へと放り、嫌いな生徒が机の下で足をガンガン蹴りつけてきて、好きな女の子から「もうあなたのことは好きじゃない」というメモが回ってくる。正常に機能しているＰＦＣでもこれだけのことに対処するのは大変だろう。

有害なストレスを抱える子供たちの前頭前皮質の活動は、ふたつの方向で制限されている。第1に、過剰活動している扁桃体がＰＦＣに怖いことが起きていると伝え、その機能を抑えこむ。理屈に邪魔をされて命を落としたくはないからだ。第2に、青斑核が脳をノルアドレナリンで満たして、本能と衝動を抑える能力を損なわせる。ＰＦＣは衝動に歯止めをかけ、子供たちにより最適な決断を促す脳の機能である。じっと座って集中するよう伝え、動きたいのを我慢させるのは至難の業だろう。こうしたＰＦＣのダウンレギュレーション（下方調節）は、人によって異なる結果をもたらす。集中できず、問題を解決できないだけの人もいれば、衝動的なふるまいや攻撃性を示してしまう人もいる。

メモリーバンク（＝海馬）

海馬は、ふたつのかわいらしい小さなタツノオトシゴの形をした脳の器官で、記憶の形成と保存をつかさどっている。大きなストレスを受けて扁桃体が活発になると、扁桃体から海馬にニューロンを結合する能力を阻害するよう合図が送られ、その結果、短期的、長期的、いずれの記憶も形成しづらくなる。アルツハイマー患者の脳をスキャンすると、海馬の損傷が著しい。このことからも、脳のこの領域が学習にとっていかに重要かは明らかで、扁桃体が過敏な子供が、九九の暗記や空間記憶を苦手とする理由も容易にわかる。

ヴェガス、ベイビー！（＝腹側被蓋野、ＶＴＡ）

たとえば青斑核がレイダース・ファン（ＮＦＬのオークランド・レイダースのファン。過激さで有名）なら、腹側被蓋野（ＶＴＡ）のある領域は、快楽性の強いラスベガスだろう。報酬、動機づけ、依存性などをつかさどるこの領域には、絶対にクレジットカードを持って逃げこんではいけない。ここは主としてドーパミンを放出する領域で、ドーパミンとは、セックスをしたり、ヘロインを打ったり、一日の終わりにトリプルのチョコレートケーキを食べたりすると脳内に放出される、気分が（最高に）よくなる神経伝達物質だ。

ストレス反応システムに何度も過負荷がかかると、ドーパミン受容体の感度が鈍り、同じ快感を得るためにさらなる刺激を求めるようになる。ＶＴＡの生物学的変化は、糖分や脂肪の多い食べ物など、ドーパミンが放出される刺激物を人々に切望させ、リスクを伴う行動も増加させる。ＡＣＥ研究によると、ＡＣＥ曝露と、ＶＴＡを活発にする多くの活動や物質に携わることとのあいだには、用量反応関係があるという。ＡＣＥスコアが４以上の人はゼロの人に比べて、喫煙の確率が２倍、アルコールに依存する確率が５・５倍、静脈注射薬を使用する確率が10倍高い。タバコやアルコールなど、若者が身体に悪い刺激に依存するのを防ぎたいなら、小児期に体験した逆境が脳のドーパミン機能に影響を及ぼすことを、まずは理解してほしい。

ホルモンの調和

女性であれば、生理が遅れている気がして冷や汗をかいたことはないだろうか？ それは単なる気のせいではないかもしれない。有害なストレスの影響はホルモン系へも及ぶため、ストレス反応が月経、性欲、ウエストまわりに影響することがあるのだ。

ホルモンは体内の化学伝達物質で、幅広い生物学的プロセスの開始に関わっている。大きな役割としては成長、代謝（食物からエネルギーを得て保存する方法）、性機能、再生。つまり、基本的に全部だ。ホルモン系はストレス反応に非常に敏感である。その証拠に、森で熊に出会ったら、まず騒ぎ出すのはホルモンだ（アドレナリン、コルチゾール、放出！）。

体内のホルモン系は、ひとつ残らずストレスに影響を受ける。成長ホルモン、（エストロゲンやテストステロンを含む）性ホルモン、甲状腺ホルモン、（血糖を制御する）インスリン、これらすべて、ストレスを受けている最中は減少する傾向がある。おもな健康被害は、卵巣と精巣（生殖腺）の機能障害、心理社会的低身長、肥満などである。生殖腺機能障害の場合、女性は排卵にいたらず、月経が来なかったり、または生理不順となったりする。ある研究で、刑務所に入れられたばかりの女性[8]（投獄されてストレスのない女性などいるだろうか？）の33％

が生理不順であることがわかっている。心理社会的低身長は、ディエゴに見られた症状――病的な環境による、著しい成長の遅れ――だ。なかには、成長ホルモン濃度がひどく低い場合もあれば、ディエゴのように、それほど低くない場合もある。この場合、成長ホルモンの作用を助けるはずの他の要因が、混乱を招いていると考えられる。肥満はおなじみの敵といっていいが、ホルモン系では二重の打撃を与える。前述したように、快楽をつかさどるＶＴＡへの影響で、慢性的なストレスは糖や脂肪の多い食べ物を希求させ、上昇したコルチゾールが糖の代謝を困難にし、脂肪をためやすくする。だがここで悪いのはコルチゾールだけではない。ストレス反応の活性化とともに、ホルモンの一種であるレプチンやグレリンも増加する。それらが力を合わせて食欲を増進させ、さらにコルチゾールの作用も加わって、最悪のウエストラインが出来上がるのだ。

・・・

クリニックで見直したカルテによると、ＡＣＥスコアが４以上の子供は、スコアがゼロの子供に比べて、太りすぎや肥満になる可能性が２倍高い。ここに健康のバイオロジー（生物学）と社会的決定要因〔人々の健康状態を規定する経済的、社会的条件〕が、いかに重大な結果と折り合っていないかを見ることができる。これまで脆弱なコミュニティに住む子供たちは、病気を引き起こすような危険なリスクを数多く伴っていると述べてきた。きちんとした医療施設へ行けなかったり、安全に遊べる場所がなかったり、食料事情が芳しくないと、ベイビューのような場所では大きな健康格差が生じる。

一方で、同じ地域に住むACEと無縁の患者も、ACEスコアの高い患者同様、医療施設や遊び場や食糧事情は十分でない。つまり、複数のACEを抱える子供のホルモン系に与える有害なストレスの作用を理解すれば、彼らが太っているのはファストフードのせいだけではないとわかるだろう。食の砂漠（栄養価の高い食料が欠乏した地域を指す用語）に住み、「タコベル」のほうが「マクドナルド」よりも健康にいいと思っている両親に育てられたせいだけではないのだ。たしかにそれも問題のひとつだが、それがすべてではない。私たちのデータでは、有害なストレスの根本的メカニズムがいかに強力であるかに加えて、代謝の乱れも重要な要因であることが示唆されている。食の砂漠で育てば、当然、健康でいるのは難しい。だがそれに加え、糖や脂肪の多い食べ物を切望させるコルチゾール濃度が高ければ、フレンチフライの代わりにブロッコリーを選ぶのは至難の業だろう。

対外関係：有害なストレスと免疫系

医学部の授業で断トツに苦痛だったのは免疫学だが、医師にとって免疫系こそ仲良くしなければならない相手であることを思えば、皮肉である。問題はその複雑さにある。免疫系は大きな力を持っていて、身体の内と外の関係性を監視し、外敵から身を守る職務を担っている。たとえるなら〝国務長官〟と〝国防長官〟をひとりでこなしているようなものだ。身体には非常に多くの抵抗勢力と同盟勢力がいるので、ときとして彼らを区別するのは難しい。免疫系はそうしたすべてを把握しておかなければならない。たとえばバクテリアやウィルスの外側にあるタンパク質は身体に悪いため、その微生物は取り除かれなければいけないが、一方で肺や神経や血球内にあるタンパク質は〝良いもの〟なので手を出してはいけない。

対外関係に満足している体内の長官たちは、とても穏やかだ。細胞が感染・損傷・がん化していないかに絶えず目を光らせ、もし異常があればそれを取り除くことで、体内の秩序を静かに維持している。しかしひとたび〝悪い輩〟が監視の目をくぐって病気を引き起こすと、国防長官が警報を発して〝軍隊〟を配置、戦略的な攻撃を開始する。免疫系はサイトカインと呼ばれる化学信号を使い、けがや病気に対する身体の反応を活発にする。「細胞を動かすもの」を意味するサイトカインは、身体に白血球を増幅するよう促し、それによって感染を食い止め、抗体をつくったりバクテリアを食べたりする別の細胞を活性化する。免疫系はまた、（虫に刺されて赤くはれたときのように）炎症も促進する。体内の他のすべてと同じく、免疫系に大切なのはバランスである。

免疫系を構成するすべての要素がストレスホルモンの影響を受けるといっても過言ではなく、そのためストレス反応の調節不全は、免疫系や炎症反応に大きな影響を及ぼす。慢性的にストレスホルモンにさらされると、免疫系の機能が制御され、代わりにほかのシステムが起動するのだが、残念ながらいいことはひとつもない。ストレスは、普通の風邪や結核、特定の腫瘍を撃退する免疫系の一部を欠損させることがある。スウェーデンの研究者ヤルケル・カリエンと[9]その同僚によると、３歳以上の子供が早い段階でストレスにさらされると、コルチゾール濃度が上昇し、上気道感染症（風邪）、胃腸炎、その他のウィルス感染といった、子供によく見られる健康問題を起こしやすくなるという。またストレス反応の調節不全は、トリニティのバセドウ病と同じく、炎症、（アレルギー、湿疹、喘息などの）過敏症、（免疫系が身体そのものを攻撃してしまう）自己免疫疾患などのリスクを高めることもわかっている。

ＡＣＥ研究が最初に発表されてからの数年間で、科学者たちはＡＣＥと自己免疫疾患の関係を詳しく調査した。その結果[10]、子供にも大人にも、小児期のストレスと自己免疫疾患に強い相関関係があることがわかった。フェリッティとアンダ両博士の協力のもと、研究者シャンタ・デューベは、１万５０００人以上に及ぶＡＣＥ研究参加者のデータを分析し、彼らのＡＣＥスコアと、彼らが関節リウマチ、全身性エリテマトーデス、１型糖尿病、セリアック病、突発性肺線維症などの自己免疫疾患で入院した頻度を調べた。そこで彼女が発見したのは驚くべき事実だった。ＡＣＥスコアが２以上の人は、自己免疫疾患で入院する確率が、ゼロの人の２倍になったのだ。

生まれたての子供の脳や神経系が十分に発達していないのと同様に、免疫系も発展途上にある。

実際、生まれたばかりの赤ちゃんは、ごくわずかな免疫機能しか備えておらず、時間の経過や母親の若干の助けを借りて発達させていく。母乳が大切なのは、母親の抗体が赤ちゃんを感染から守り、赤ちゃんの免疫系を育てるからだ。世のお母さんたちはどうして新生児を外の世界に連れ出すのをためらうのだろうと疑問に思っていたなら、これが理由である（プラス、過度の睡眠不足のせいだ）。

赤ちゃんの免疫系は、生まれてから数年の環境に応じて発達する。赤ん坊のなかで就任したばかりの国務長官が、諸外国のトップたちと会い、敵か味方を探っている最中だと考えてほしい。だがその段階で、アドレナリンやコルチゾールが過度に出ていると、実際の脅威を言い当てるのが難しくなる。この早い段階での乱れは、生涯にわたって免疫系の機能を改変し、病気を引き起こしてしまうケースが多い。たとえば、国防長官が体内への侵入者に対して軍隊を送るよう促された場合、その軍隊は正確に敵を攻撃することもあれば、問題のない場所で問題を引き起こしてしまうこともある。体内に炎症が多いほど、高確率でその炎症が体内の組織を攻撃し、関節リウマチ、炎症性腸疾患、多発性硬化症などの自己免疫疾患を引き起こす。小児期の逆境は炎症を増幅するため、体内に多くの軍隊がうろついていると、まちがいを犯す可能性が高くなる。

ニュージーランドのダニーデン在住の研究者たち[11]は、炎症レベルの変化がいかに重大かを実証した。彼らは１０００人のグループを30年以上追跡し、その間に、多くの貴重な医療データを観察、記録した。ダニーデンの研究者たちはフェリッティとアンダの発見に加えて、子供のころに虐待を受けた被験者は、受けていない被験者に比べて、20年経っても4つの異なる炎症マーカー[12]で高い値を示すことを発見した。この結果がACE研究にとって重要だったのは、子供時代の逆境体験が、生物学的危害よりも先にあると実証することで、その因果関係を裏づける報告がなされたところにある。

私たちはバランスの取れた免疫系が健康に欠かせないことを知っている。小児期の逆境が、生涯を通じて免疫系の発達や制御システムに害をなすことがわかれば、ACEの科学が病気や死の原因に対してどれほど脅威となりえるかを理解するだろう。

・・・

私にとって、ACEというパズルにおける免疫系のピースは重要だ。というのも有害なストレスがいかに免疫系に影響を及ぼすかを知ると、みんなの聞く耳が変わるからだ。おそらく彼らの知っている情報とは真逆の話なのだろう。食べ過ぎでホルモンが乱れて体重が増えたり、衝動的な決断をしたり、あるいはアルコール依存症になると神経系に影響が及ぶのは知っているようだが、一見してわかる人間のそうした欠点を、バセドウ病や多発性硬化症と結びつけるのは難しい。多くの人はそれらを遺伝的な不運くらいにしか考えない。デューベが行ったようなACEの追跡調査が非常に有効なのは、自己免疫疾患と、特定の環境的な何か――小児期の逆境――への曝露との強烈な相関関係を示すからだ。

フェリッティの患者パティは、なぜこうした相関関係に注意を払うことが重要なのかを教えてくれる完璧なサンプルだ。パティは極度の肥満に加えて、精神的、感情的な問題を抱えていた（睡眠関連摂食障害はその兆候を示している）。虐待が感情的な問題や、ときに肥満へとつながることを知っている人でも、それらの問題が、彼女が受けた逆境の影響のすべてだと思うかもしれない。だが実際にパティが（ACEが多いほど発症率が高くなる）自己免疫疾患の突発性肺線維症で亡くなったことで、話は複雑になってくる。有害なストレスの影響は、神経やホルモンだけでなく、免疫系にもおよび、こちらの症状は見つけるのがずっと難しい。パティの小児期の逆境は、彼女の健やかな精神同様、免疫系も脅かした。問題は、パティの免疫系が、有害なストレスによって致命的なダメージを受けるとは誰も思わなかったことだ。誰も見るべき場所をわかっていなかったのだ。

・・・

小児期の逆境が患者に与える影響について、私の理解は、過去10年よりもこの12カ月で格段に深まったが、それでもまだ完璧ではなかった。過度のストレス反応が、多くの健康被害をもたらすことはわかった。神経－内分泌－免疫系の変化が子供たちにどういう問題を引き起こすかもはっきり理解したと思う。だがACE研究によると、小児期の逆境は何十年後の健康問題にもつながるという。そのころには、多くの人々は子供時代の困難から抜け出しているだろう。ではなぜフェリッティ博士は、子供と同じような、あるいはさらに悪い問題を大人の患者に見出したのだろう？　ＡＣＥの影響がずっとつづくのはなぜだろう？　有害なストレス「デススター」の秘密が一次元分遠のき、ますますその輪郭が曖昧になっていくような、もやもやしたものを私は感じた。こうした疑念が、有害なストレスというウサギの巣穴に私をさらに引きずりこむのはわかっていたが、しかしここまできたら、穴の底――遺伝学レベルで解明しなくては気がすまなかった。

第6章　スキンシップ

Lick your Pups!

私のクリニックへやってくる新生児の両親は、さまざまな色の感情を示す――疲労、喜び、不安、誇り、恐れ。だからシャーリーンが娘のニアを連れてやってくる[1]と、その無表情が印象に残った。娘のことを尋ねても、返事はするものの、表情も瞳も動かない。まるで靴のサイズや、22番のバスが来る時間などを話しているみたいだった。だがそれ以外は、幼子を抱えた普通の20代の母親と変わらず、服装もぴったりとしたジーンズにかわいらしいブラウスを着て、髪もきれいに後ろで束ねていた。一方で5カ月のニアは普通ではなかった。妊娠中のシャーリーンのお腹のなかで成長を止めてしまったニアは、緊急の帝王切開で8週間早く生まれたのだが、生まれたときの体重はわずか1・3キロしかなかったという。数週間の入院ののち、ニアの体調は回復し、無事に退院したものの、それから数週間、自宅に戻っても体重はなかなか増えなかった。

クリニックのスタッフの協力のもと、シャーリーンと一緒に原因解明に乗り出した私は、ますます不安に駆られた。私たちは時間をかけ、シャーリーンに、いつ、どのくらいニアに食事を与えればいいか、食事の準備の仕方を丁寧に教えた。ニアのバイタルを取り、血液検査をした。スペースシャトルの打ち上げを見守る管制室さながらに、体重や身長の測定を見守った。その間ずっとシャーリーンのことも観察していた。彼女の見せる淡々とした様子とは裏腹に、娘が泣いたりぐずったりすると、すぐにいら立ちや困惑を示し、静かにするよう注意をするか、あるいは完全に無視を決めこんだ。私の目には典型的な産後うつに見えたが、診察を受けるよう彼女を説得することはできなかった。

だがやがてニアの健康状態はひっ迫し、こちらの万策も尽きてしまった。ニアは体重増加不良（思うように体重が増えず、発達の目安に到達できないことを意味する医学用語）に苦しんでいた。生まれたての赤ん坊の脳では、最初の数年間で毎秒１００万以上の神経結合[2]がなされるため、結合に必要な脂肪やタンパク質が脳に十分行きわたらないと、重大な影響が及ぶことがある。私はニアが安定した環境下で体重を増やせるよう入院を勧めた。ニアは４日間入院し、無事に目的を果たしたが、退院直後にまた体重が減ってしまった。私たちはソーシャルワーカーの力を借りて、シャーリーンにきちんと娘の世話をするよう強く促してもらったが、結局ニアは再度入院することになった。このときには、病院の担当スタッフと相談し、児童保護局（ＣＰＳ）に伝えたほうがいいのでは、ということで一致していた。当局はシャーリーンとニアの関係に見られるような問題をいくつも見てきたし、シャーリーンはまだうつに苦しんでいて、助けを求めることも拒んでいる。二度目の退院後、ニアは自宅でふたたび体重を落とした。シャーリーンを悲しませるのはわかっていたが、私は沈んだ気持ちで小児科医としてまずやりたくない仕事をしなくてはならなかった――児童保護局への通報だ。

シャーリーンが公然と育児を怠っていたかどうか（ニアに食事を与えていないとか、傷つけているとか）はわからなかったが、早産で生まれたことを考慮しても、ニアの体重が3パーセンタイル未満であることは確かだった。ニアは危険水域にいて、このときすでに、母と娘の関係がニアの成長に影響を与えているのは明らかだった。こういう場合、事情をはっきりさせるのは難しい。早産で生まれた赤ちゃんは、単純に普通よりも手がかかるため――不規則な睡眠パターン、食事回数の多さなど――ネグレクトされるリスクが高く、また、こうした手間は疲れ切った新米の親たちに過度のストレスを与えることがある。目を合わせたり、表情を変えたり、抱きしめたり、キスをしたりする保護者がいなければ、幼児のホルモンや神経はダメージを受け、そのせいで正常な発育が妨げられる場合がある。愛情を受けていない赤ちゃんは、栄養をしっかり摂っていても大きくならない。ニアの問題は食事の量が足りていなかったからだろうか？　それともシャーリーンのうつがひどくてニアをかまってあげられなかったから？　実際は、その両方だろう。

ここで私は、有害なストレスを見極めるレンズを装着した。若干5カ月にして、うつの母親を持ち、父親のいないニアは、すでにＡＣＥをふたつ抱えていた。私はシャーリーンもＡＣＥスコアが高いのではないかと疑った。児童保護局への報告で、彼女を当局の厳しい視線にさらしてしまったことは残念だったが、それとは別に、私が抱えていた最大の疑問がふたたび湧き上がってきた――ACEはなぜこんなにも確実に、世代から世代へと引き継がれるのだろう？多くの家族にとって有害なストレスは、私の見たどんな遺伝子疾患よりも一貫して、親から子へと伝えられているようだった。

たとえばベイビューに長く住んでいるコーラは、タイニーというひ孫の面倒を10年間見てきた。68歳当時、まさかもうひとり子供を育てることになろうとは思ってもみなかった彼女のもとに、児童福祉局からタイニーの母親が刑務所に入り、子供の面倒を見てくれる人が必要だという連絡が入った。コーラは胸が張り裂けそうだった。コーラの息子でタイニーの祖父は、子供を育てられるような人物ではなかった。タイニーの祖父母はいずれもアルコールとドラッグの依存症に陥り、祖母のほうは40代後半に腎不全で他界していた。そしてタイニーの母親は、しばらく刑務所から出てきそうもない。コーラは疲れ切っていたが、それでもひ孫を施設に入れるわけにはいかなかった。

コーラは定期健診のために、タイニーを私のもとへ連れてきた。彼女が一番気にしていたのはタイニーのふるまいだった。学校からは毎日のように電話がかかってきた。直近の話では、クラスで机をひっくり返したタイニーを、先生がわきに引っ張って叱責すると、今度は先生を蹴りつけ、停学処分になったという。診察中、私はコーラの話に納得した。大半の子供は診察室ではおとなしくしているが、タイニーは違ったのだ。何度も話を妨げ、注意を引こうと乱暴に診察台に敷かれた紙を引きちぎり、あげく診察台から飛び降り、引き出しを開け、その中身をすべて取り出した。そして猛然と走りだしたかと思うと、私が止める間もなくパソコンのプラグを抜いてしまった。たしかに、タイニーの先を行くのは大変だった。

　コーラとタイニーがやって来たのは、まだベイビューのクリニックが開院して間もないころで、その当時も通常のACE診断は行っていたものの、タイニーにはもっと多くの情報や助けが必要だと感じた。そこで私はふたりに断りを入れると、クラーク博士に相談しに行った。ほどなく自分の部屋へ戻り、いつものように軽くノックをしてから静かに扉を開けた。そこで見た光景に、私は思わず足を止めた。

　タイニーが部屋の隅でうずくまり、曾祖母からのこぶしの嵐を防ごうと両手で顔を覆っていたのだ。肩、頭、顔、身体――コーラは声を上げて、本気でひ孫を打ちのめしていた。

　私は自分の見ているものが信じられなかった。病院の診察室で本気で子供を殴りつけるなんて……。

「やめなさい！」。私は強い口調で言った。そして2歩で部屋を横切り、ふたりのあいだに立ちはだかった。「クリニックで、いえ、どこであろうと、子供を殴るなんて許しません」

　私はタイニーがけがをしていないかすばやく確認すると、淡々とコーラに説明した。こちらには義務があるので児童保護局へ連絡する、と。

「どうぞ、通報すれば」とコーラは答えた。「この子を育てているのは児童保護局じゃなくて、私だよ。この子にはしつけが必要なんだ。さもなければこの子のママみたいに将来は刑務所行きだ」

コーラが自分の行為を正しいと信じているのは明らかだった。道を外した2世代を見てきたコーラは、タイニーに狭くまっすぐな道を歩ませようと、自分なりのしつけ方法に頼っていた。だが皮肉なことに、コーラの意図とは裏腹に、殴ることで確実に体内の神経化学物質を解き放ち、ますますタイニーを母親や祖父母のような末路へと近づけていたのだった。その日、児童保護局に連絡するあいだ、私はコーラにそばにいるよう説得した。私が彼女を「密告する」のではなく、むしろ彼女が暴力に訴えることなく、タイニーの攻撃的なふるまいを正せるよう、当局に協力を要請するのだとわかってもらう必要があった。最終的にコーラは私を信用し、クラーク博士と協力して取り組むことに同意した。コーラの暴力は収まり、ふたりは無事に過ごした。

・・・

その後しばらく、コーラとのやりとりは私の心に残った。彼女とタイニー、そして世代間のことについて考えた。どちらを向いても、複数の世代間にACEがまたがっているという証拠が転がっている。だが、私が有害なストレスの生物学的遺産を理解し、最終的にそれらを断ち切る方法を知ることができたのは、マギル大学のマイケル・ミーニー博士とその同僚らが行った母ラットと子ラットの画期的な研究のおかげだった。

ミーニーらはラットの親子をふたつのグループに分けて観察した[3]。するとほどなく、研究者に触れられてストレスを感じた子ラットを、母親がなめて安心させているのに気づいた。これは基本的に人間でいうハグやキスにあたる。興味深いのは、母親すべてが同じようにするわけではないという点だった。母ラットのなかには丁寧に子をなめたり毛繕いをしたりしてやるものもいれば、ぞんざいにするものもいる。つまり後者は、子供がつらい日を過ごしても、キスやハグをあまりしてやらなかったということだ。

ここで私は背筋を伸ばした——研究者たちが、子ラットのストレスに対する反応は、母親の「なめる頻度」に直接影響を受けることを観察したからだ。母親がよくなめてくれた子ラットは、研究者に触られたりしてストレスを感じても、コルチコステロンを含むストレスホルモン濃度が低いことがわかった。この「なめる頻度が高いとストレスが小さくなる」効果[4]も、用量反応パターンを示した。子ラットをなめたり毛繕いをしたりするほど、ストレスホルモン濃度が低下する。さらに、よくなめてくれる母親のいる子供は、より感度が高く効率的な「ストレス調節器」を備えていた。対照的に、あまりなめられなかった子供は、ストレッサー（この場合は20分間閉じこめられること）に対してコルチコステロンを急増させただけでなく、なめられた頻度が高かった子供よりも、ストレス反応を止めるのに苦労した。生まれて最初の10日間で子ラットが受けたスキンシップは、彼らのその後の人生におけるストレス反応の変化を予見させた。さらに衝撃的だったのは、その変化が次の世代にも受け継がれたことで、というのも母親にたくさんなめてもらったメスのラットは、自分の子供に対しても同じようにふるまったからだ。

ミーニーの研究を読みながら、私はシャーリーンとニアのことを思った。果たしてシャーリーン自身、どの程度親から「なめたり毛繕いをしたり」してもらっていたのだろう。彼女は明らかに相応のストレッサーに直面していた。かりに両親から最高の支援があったとしても、早産で子供を産むのがいかに恐ろしいか、私は研修医時代に目の当たりにしてきた。このクリニックにやって来たシャーリーンは、早産児の若い母親で意気消沈していたが、昔からそうだったわけではない。

ベイビューで育ったシャーリーンは前途有望だった。高校時代、サッカーのスター選手として大学の奨学金を受け取れることになった彼女は、ACEを克服したかのように見えた。だが大学1年めで膝にけがを負うと、夢ははかなく散った。翌年、大学を中退し、何年か自宅ですごしたのち、妊娠した。そして現在、娘の世話に手を焼いている。私はシャーリーンとニアのどちらも心配だった。医師になるにあたって、発育不全を診断する方法は学んでいた。学んでいないのは、世代間にわたる有害なストレスのサイクルを断ち切る方法だった。

私はミーニーの研究を徹底的に調べ、有害なストレスの根源にあるあらゆる重要なメカニズムを探した。ミーニーらが知りたかったのは、こうした初期のふるまいが、その後の子ラットのストレス反応や行動にどう影響するかということだった。つまり、彼らが探していたのは変化の根源で、それは私の探し物と同じだった。

彼らは、母ラットが実際に子ラットにストレス反応の「配線」を変える方法を伝えていることを発見し、そのメカニズム、つまり変える仕組みが、ジェネティック（遺伝的）ではなくエピジェネティック（後天的）なものであることも突き止めた。

いまでも、遺伝子と環境をまったく別物として考える人は多い――人はそれぞれ生物学的資質や健康を決定する特定の遺伝情報を持って生まれるが、性格や価値観など順応性のあるものを形成していくのは経験だ、と。こんなふうに遺伝子と環境を別々にしてきたことで、長年にわたる「生まれか育ちか」論争が巻き起こった。これについて人々は長らく議論をくり広げてきたが、科学の進歩にしたがい、議論は下火になっていく。現在科学者は、このふたつは切り離せないものだとかなり断定的に言い切ることができる。事実、私たちは環境と遺伝情報の両方が、生態とふるまいの両方を形成していることを知っている。遺伝子と環境がどれだけ密接に関係しあっているかを考えれば、何百年にもわたる論争に勝者がいないのも不思議はない。科学の進歩によってようやく私たちは、人間の見た目、身体の働き、そして自分が何者なのかを決定づける、不可欠なシンクロニシティ（共時性）の存在を知ることができたのだ。

多くの人はＤＮＡが遺伝情報、すなわち生体の設計図だと知っている。もう少し詳しく言えば、この情報をひな型として用いることで、新しい細胞を生み出すタンパク質を生産し、細胞内のあらゆる機能を確実に動かしている。各細胞にはすべての遺伝情報と共に、情報を読みこみ、どの部分をタンパク質に変換させるかを決める装置が備わっている。

環境と経験は、身体が生成した新たな細胞の遺伝情報の読みこみと転写の場所の決定に大きな役割を果たしている。いや、実際には身体がＤＮＡのすべての「言語」を「読む」わけではない。細胞に織りこまれているのは、ゲノム（全遺伝情報）とエピゲノムの両方であることがわかっているが、どの遺伝子を読みこんでタンパク質を生成するかを決定するのは、ＤＮＡの表層にあるこのエピゲノムである。実際、「エピジェネティック」という用語には「ゲノムの上」という意味がある。こうしたエピジェネティック指標は、ＤＮＡと共に親から子へと引き継がれていく。

たとえば、ゲノムは楽譜の音符のようなもので、エピジェネティック指標は演奏の大きさやテンポを指示する表記のようなものである。なかには一曲丸ごと飛ばすよう指示する表記もあるかもしれない。こうした表記は経験や環境に応じて書き換えられる。

ストレス反応の起動は、環境がエピジェネティック表記を変えることのできる大きな手段のひとつである。経験したストレスに身体が適応しようとして、特定の遺伝子――とくに将来のストレスフルな出来事に対する反応を制御する遺伝子――の働きをオン、もしくはオフにする。ゲノムを環境に対応させながらエピゲノムが働くこうした過程は、エピジェネティック制御と呼ばれ、有害なストレスが生涯にわたって身体を害する理由を理解するにはきわめて重要である。４歳児が骨を折っても、そのけがはエピゲノムにはコード化されない。つまり、長期的な影響はない。だが、４歳児が慢性的なストレスや逆境を体験すると、脳や免疫系、ホルモン系を制御している遺伝子がストレスに対して過敏になり、他からの介在がない限り、その状態でとどまりつづけ、子供の身体機能を変化させ、さらには病気や死を引き起こすことがある。

　エピジェネティック制御を担う過程はいくつかあるが、ストレスの遺伝に関してもっともよく知られているのが、ＤＮＡメチル化とヒストン修飾である。ＤＮＡメチル化では、メチル基と呼ばれる生化学マーカーがＤＮＡ配列の先頭に結合する。そのマーカーは遺伝子の働きがオンになるのを防ぎ、さながらドアノブにかけられた「邪魔をしないでください《Do Not Disturb》」サインのような働きをする。それはＤＮＡの〝掃除チーム〟に入ってこないよう、そしてその遺伝子配列をタンパク質に翻訳しないよう伝え、特定の遺伝子コードを沈黙させる。

　ヒストンはＤＮＡの貞操帯のようなもので、遺伝物質をしまいこみ、ＤＮＡの転写装置が作動するのを防ぐタンパク質だ。特定の生化学的マーカーがヒストンと結合すると、ヒストンが修飾され、形状を変えると共にＤＮＡの読みこみと転写に対して寛大になる。ここで母ラットと子ラットの話に戻るが、「子供をなめる」研究は、この種のエピジェネティック制御における見事な実例といえる。ミーニーらは、子供をよくなめる親は、子供に高水準のセロトニンを放出させていることを発見した。セロトニンは身体の天然抗うつ薬だと聞いたことがあるかもしれない。気分を盛り上げ、子ラットにプロザック（抗うつ薬）を投与するのと同じ働きをする。このセロトニンは子供の気分をよくするだけでなく、ストレス反応を制御しているＤＮＡの転写を変化させる化学過程をも起動させた。ミーニーらは、なめたり毛繕いをしたりする行為が、最終的に子ラットのＤＮＡ上のエピジェネティック標識を変化させ、生涯にわたるストレス反応の変化[5]へと導くことを証明した。

　こうした後天的な変化は、手っ取り早いコミュニケーション手段のようなものである。母ラットが子ラットをなめていないときは、周りで警戒すべき何かが起こっている可能性があり、だから彼らは臨戦態勢を取らなければならない。世代間の長きにわたる遺伝子的適応を待つのではなく、エピゲノムの変化を通じて、こうした環境の情報をすばやく子ラットに伝えるのだ。

　この過程をさらに詳しく調べるために、ミーニーの研究チームはこんなおもしろい実験をした。米テレビ局・ライフタイムで放映された映画からヒントを得て、生まれたばかりの子ラット同士を取り替えたのだ。よく子供をなめる母親の子供のもとにあまり子供をなめない母親を置き、あまり子供をなめない母親の子供のもとによく子供をなめる母親を置いた。研究によると、子ラットのＤＮＡメチル化は、遺伝学的な母親ではなく、育ての親のパターンを受け継いだ。ふるまいも同様で――よくなめる母親から生まれた子ラットが、あまりなめない母親に育てられると、ストレスホルモンの濃度が高い不安定な大人になり、自分が子供を産んでもあまりなめなくなることがわかった。ミーニーの研究チームは、早い段階（この場合は子ラットが生まれてから10日間）で行われた、なめたり毛繕いをしたりする行為の違いが、大きな差をもたらすことを発見した。

　ミーニーらはさらに一歩踏みこみ、ラットが成体になってからでもＤＮＡメチル化の逆転が起こりうるかを調べた。トリコスタチンAを用いて、DNAからメチルマーカーを引きはがすことができる溶液を作成し、メチル化パターンを化学的に改変させる方法を考案した。その溶液を、よくなめる母親とそうでない母親、両方の子供（成体）の脳に注射したところ、成体のラットのストレス反応の変化が完全に消え去った。

　この研究は、いくつかの点で私を引きつけた。まず、こうした長期にわたる変化のメカニズムが、単純に遺伝的なものではなかったこと。つまりベイビューの患者たちの逆境体験は、彼らのDNAにまで及び、おそらくは後天的な変化をもたらした要因だったのだ。

　ミーニーの研究は、母ラットが子ラットをなめないことで与えるネガティブな影響だけでなく、たくさんなめることで彼らを助けられることも示した。環境は変えられるという事実は、「あまりなめない」母親から生まれた人間の子供にとって、大きな希望となる。彼らは傷ものの商品ではないし、不良品などではない。安全で安定した、育成にふさわしい環境を幼児期に確保できれば、大人になっても健全なストレス反応システムを育んでいけると生物学は伝えている。前述したように、許容範囲のストレスを有害なストレスに変えないようにするには、ストレッサーの影響を軽減してくれる大人の存在がカギとなる。子ラットのケースでは母親になめて毛繕いしてもらうことだが、人間のケースでは、父親がハグをしたり話を聞いたりしてもいい。ストレスホルモンを軽減するだけでなく、調節不全のストレス反応や、それに伴う深刻な健康問題へとつながる後天的な変化を防ぐためにも、緩衝材の存在は非常に重要である。

・・・

とはいえ、私にはまだいくつか疑問があった。母親にあまりなめてもらえなかった子ラットに、ストレス反応の制御に関連する問題が生涯にわたってつきまとう確率が高いことはわかった。また、過度のストレス反応が神経、内分泌、免疫機能に一連の変化をもたらす可能性も理解した。しかし慢性的なストレスが、どのようにDNAレベルで、たとえばがんのような特定の病気にかかる確率に影響するのだろうか？　エピゲノムの変化が世代間で引き継がれるということは、特定の病気が刻まれる可能性も高まるのだろうか？　それともストレスで変化したDNAの一部が病気の遺伝子を発現させたのだろうか？　あるいは別の何かが起こったのだろうか？　テロメアという未知の世界に転がりこんではじめて、私はDNAのリプログラミングに複数の方法があるのを知ったのだった。

・・・

驚くべきことではないかもしれないが、私が唯一いかした科学者よりも好きなのは、いかした女性科学者だ。そんなわけで、まさにうちの裏庭で最強コンビのことを知ったときの私の興奮は、想像に難くないだろう。カリフォルニア大学サンフランシスコ校のエリザベス・ブラックバーン博士とエリッサ・エペル博士の研究をはじめて耳にしたのは、とてもいい人なのだが年の割に老けていることを少々気にしすぎの女友達と話していたときのことだった。私はたいていそういう話題は聞き流し、規則正しい生活とナイトクリームで対処しているが、その友人が最新のアンチエイジング情報についての会話で「染色体」と「細胞の早すぎる死」という単語を口にすると、がぜん興味をかき立てられた。これは実は、老化の過程を理解しようという探求心から生まれた、まっとうな科学的発見だった。ブラックバーン博士は、染色体の末端部にあるテロメアが、早すぎる老化や死へとつながるダメージからDNAをどのように守っているかを発見し、ノーベル賞を受賞した3人の科学者のうちのひとりである。ブラックバーン博士は、健康心理学者のエリッサ・エペルとタッグを組み、テロメアが具体的にどうやって縮小し、あるいは損傷を受け、何よりそれを食い止める方法を求めて、探究の旅へと乗り出した。

ふたりは食事、運動、さらには精神集中がテロメアの健康にどう影響するかを観察した。だが彼女たちの発見で一番興味を引かれたのは、ストレスがテロメアの長さと健康に多大な影響を及ぼし、ひいては病気のリスクにも大きく影響するという点だった。

少し話を戻そう。改めて、テロメアとは何者か？　シーケンスだろうか？　DNA鎖の末端に取りつけられたバンパーだと考えるとわかりやすい。テロメアは非コード配列で、長いあいだ誰も気に留めなかった。タンパク質も生産せず、一見すると、とくに体内で活躍していない。だが研究者たちは、テロメアが実はきわめて重要な役割を果たしていることを発見した。細胞でDNAが複製されるたびに、そのコピーがオリジナルに忠実であることを確認し、DNA鎖を保護していたのだ。テロメアは環境に非常に敏感で、言い換えると、質のいい車のバンパーが最初に衝撃を受けとめるように働く。ストレスのように生化学的に有害な物資は、DNAよりもテロメアに被害をもたらす。テロメアは傷つくと、バンパーがやられたことを伝える信号を細胞に送り、細胞に反応を促す。そのとき細胞の反応は大きくふたつにわかれる。まず、テロメアが短くなると（近所に縦列駐車が下手くそな人間が多いと）細胞は老化する。つまりその細胞は引退して、もう仕事をしない。それを防ぐにはコラーゲン（肌を柔軟にし、しわを予防する肌の内側にあるタンパク質）を摂取することだ。コラーゲンを生成するはずの線維芽細胞が、退職者向けマンションでシャッフルボードをしていたら、あなたの見た目年齢は実際よりも10歳老けて見えるだろう。

テロメアを損傷させ、老化を早める要因はたくさんあるが、慢性的なストレスの影響は大きい。細胞が老化し、あるいは死んでしまってもそれで世界が終わるわけではないが、ひとつの場所で多くの細胞が死ぬと、健康被害を引き起こすことがある。たとえば、すい臓で細胞がたくさん死ぬと十分なインスリンを生成できなくなり、糖尿病を発症する。老化以外の理由でテロメアが損傷したり短くなったりした場合、細胞は前がん状態になるか、がん化する。その状態になると、DNAを正しく複製する能力が損なわれ、「永久に細胞を増殖させせよ！」という突然変異のコーディングが開始される。これによって細胞が際限なく複製され、永遠に成長をつづける腫瘍へと変貌してしまう。つまり、テロメアが激しく損傷し、極端に短くなると、細胞の老化や病気、またはがんを引き起こす可能性があるということだ。あるいはおもしろい変化として、近い将来、女性たちは「テロメアが長い人」をパートナーに選ぶようになるかもしれない。

テロメアとストレスについての研究は比較的新しいが、初期のストレスが細胞の老化や病気の過程に刻んだ不変の刻印を見れば、小児期の逆境は、将来の短いテロメアを予見させる。[6]

エリッサ・エペルはエリ・ピュートマンらと協力して、「健康と引退の研究[7]（U.S. Health and Retirement Study）」の一環として集めた、４５９８人の男女のデータを調べた。そして健康に関するアンケートの答えから、小児期と成人期の両方で蓄積されてきた逆境を評価した。

小児期のストレッサーの条件には以下の項目が含まれる――家族が親類から経済的援助を受けていた、経済的困難のせいで引っ越しをくり返した、父親が失業した、親のいずれかがドラッグやアルコールに依存し問題を起こしていた、18歳未満で身体的虐待を受けていた、留年をくり返した、警察沙汰を起こしたことがある。大人になってからのストレッサーの項目では以下のことを調査した――配偶者の死を経験した、子供の死を経験した、医療費の補助を受けている、災害を経験した、戦闘で負傷した、パートナーがドラッグやアルコールに溺れている、物理的攻撃の被害者になったことがある、配偶者や子供が深刻な病気にかかったことがある。

エペルとピュートマンは各参加者のテロメアの長さを調べた。かなりの確信をもって、逆境が積み重なるほどテロメアが短くなると予測していたが、テロメアが短い要因は大半が子供のころに受けた逆境のせいで、大人になってからの逆境はテロメアの短さにそれほど関係していないことがわかった。小児期の逆境体験がひとつ増えるたびに、参加者が短いテロメアを持つ確率は11%上昇した。またエペルとピュートマンのデータは、虐待や、両親のドラッグやアルコール依存症といった家庭内の逆境は、家庭内の経済的なストレスよりも、テロメアを短くする強力な予測因子であることを示している。

研究者のイーファ・オドノヴァンとトーマス・ネイランによる追加研究では、ＰＴＳＤ（心的外傷後ストレス障害）患者のテロメアと、健全な人々のテロメアを比較している。それによると、ＰＴＳＤ患者のテロメアは対照群のそれよりも全体的に短い[8]ことがわかった。しかし本当に興味深いのは、小児期に逆境を体験していないＰＴＳＤ患者のテロメアはさほど短くなかったことである。

いいニュースは、たとえテロメアが短くても、テロメアを健康な状態で維持すれば、これ以上短くなるのを防げるということだ。では、どうやってテロメアの健康を維持すればいいのだろう？　そのひとつとして、テロメアを伸ばすことのできる酵素、テロメラーゼの濃度を上げることが重要だ。もう一度言うが、この科学は新しい。だが、あなたが普通よりも短いテロメアを持っていても、瞑想や運動などでテロメラーゼを増やせば、短縮を遅らせることができると示唆している。

・・・

では遺伝子は関係ないのだろうか？　たくさんなめてくれる母親さえいればいいのだろうか？　まあ、そう急がずに。この研究は新しく、刺激的で、私たちの知らなかったことをたくさん教えてくれるが、一方で従来の卵子と精子から引き継がれたＤＮＡの影響が割り引かれることはない。知ってのとおり、要は「生まれと育ち」が問題なのだ。私たちは子供にゲノムとエピゲノムの両方を引き継ぐし、いずれも健康状態の決定に大きく影響する。たとえば、あなたは異常に長いテロメアに恵まれるかもしれないし、母方の女性全員が１００歳になっても75歳より上には見えないかもしれない。しかし小児期に逆境を経験し、現在のＡＣＥスコアが高ければ、あなたのテロメアは通常よりも早く削られ、一方で遺伝的に長いテロメアのおかげで猶予ができる。この場合、劇的な結末は訪れないかもしれない。１００歳まで生きられるとは言わないまでも、ＡＣＥスコアから推測されるような早すぎる死は避けられる可能性がある。とはいえ、遺伝的に長いテロメアを持っていなければ、話は別だろう。小児期に逆境を経験したなら、テロメアの短縮が通常よりも過酷な健康被害をもたらす恐れがある。そして同じ両親から生まれたきょうだいが異なる瞳の色をしていることがあるように、同じきょうだいでもテロメアの長さが異なり、似たような逆境を体験しても、異なる結末を迎える可能性がある。

・・・

エピジェネティック制御やテロメアの研究は、早期発見が重要だという私の予測を裏づけた。

私はこれまで以上にこう考えるようになった――ACE検査で有害なストレスのリスクを特定できれば、早めに関連疾患を発見し、より効果的な治療をすることができる、と。それだけでなく、根底にある問題――損傷したストレス反応システム――に対処することで、将来の病気を防ぐことも可能だろう。町、国、世界じゅうの小児科で正しいプロトコルを実施すれば、ACEを抱える約67％の人々やその子ども、さらにはそのひ孫の後天的なダメージを逆探知し、長期的な健康体へと導く手助けができるかもしれない。

こうした可能性とその背後にある科学的根拠を受けて、私は俄然やる気になった。だがどうやってみんなに知らせればいいだろう？　このころはもう、カクテルパーティーで医学界の権力者や業績のある人を探して、コネのある知人に接触しようと躍起になる時期は終わっていた。私のクリニックではすでに、すべての患者に対してACEのスクリーニングを通常の検査として行っていたが、この情報を知ったら助かるはずの医師が他にも大勢いるはずだ。80年代にパロアルト市で育った当時、そこは中流階級に近く（いまのような裕福な界隈ではなかった）、私は逆境体験を持つ子供がさまざまな地域にいることを知っていた。パロアルト高校には自殺を図った同級生が何人かいたし、のちに彼らが両親のドラッグ問題や精神疾患に人知れず悩んでいたという話も聞いた。ベイビューに比べればはるかにましな地域でさえ、有害なストレスはなおざりにされていた。

ベイビューは、逆境の影響がわかりやすい地域かもしれないが、有害なストレスはあらゆるコミュニティに蔓延する見えない感染症である。ＡＣＥ研究がはじめて発表されて以来、39の州とコロンビア特別区がＡＣＥ人口のデータを収集してきた。そのデータによると、人口の55％から62％[9]が少なくともひとつは小児期の逆境を経験していて、13％から17％が4つ以上の逆境を経験している。子供たちの逆境体験の割合が高い州[10]は、アラバマ州、インディアナ州、ケンタッキー州、ミシガン州、ミシシッピ州、モンタナ州、オクラホマ州、ウェストバージニア州だった。ＡＣＥの影響とそれらの生み出す有害なストレスは、野放しのまま、国中、そして間違いなく世界中の善意の両親によって次の世代へと伝えられてきた。

カリフォルニア・パシフィック・メディカル・センターの当時のＣＥＯであり、私の頼もしい味方マーティン・ブロットマン博士との有意義な会話で、私はチャンスを見出した。サンフランシスコにある病院のＣＥＯは全員「北部、中部カリフォルニア病院審議会（Hospital Council of Northern and Central California）」と呼ばれる組織の一員である。この団体は多くの理由で協力してきたが、数ある仕事のひとつが、都市における医療制度格差への取り組みだった。ブロットマン博士は組織内の健康格差特別委員会を率いるひとりで、ＡＣＥやうちのクリニックの取り組みついて熱心に耳を傾けてくれた。そしてすぐに会議でＡＣＥについてのプレゼンテーションをしてほしいと打診してきた。吐きそうなほどの興奮に包まれながら、彼のオフィスを後にした私は、こう思った。これだ！　これこそ医学界の重鎮たちに会い、真実を披露するチャンスだ。失敗するわけにはいかない。私は数週間かけてプレゼンを準備した。

発表の日、準備は万端のはずなのに、とんでもなく早い時間からロビーの椅子に座り、これまでの人生で一番の緊張を味わっていた。医師免許の国家試験のときよりも緊張した。ＣＥＯの会議で私に割り当てられた時間はわずかで、ようやく部屋へ案内されると、そこには全員がそろっていた。ほとんどが年配の白人男性で、人数は12人くらい、Ｕ字型のテーブルにゆったりと腰かけ、積み上げられた書類がサラダ皿のまわりに散らばり、ラップトップの横には複数の飲み物が置かれていた。親しげに微笑みかけてくれる人もいれば、うなずいてみせる人もいた。つかの間私は、明らかに長いビジネス会議の終わりに自分の順番がまわってきた不運を嘆いた。彼らの注意を引けないにしても、せめて起きていてもらわなければ。ブロット博士が立ち上がり、親切にも私を紹介してくれた。私は全員と握手を交わすと、部屋の正面へ進み、ＵＳＢをパソコンに差しこんだ。人生でいちばん長い30秒が過ぎたあと、ドライブが接続され、パワーポイントで1枚目のスライドが表示された。

顔を上げると、後ろのほうで静かに皿を片づけ、コーヒーのお代わりを注ぐ、背の低いがっちりとした白人女性が目に入った。一瞬、彼女と入れ替わりたいと思った。自信のなさから体が震え、深呼吸をする。もしこれが自分のためなら、私はこの場所にはいなかっただろう。絶対に。だがこれは患者のためなのだ。そう言い聞かせると、静かに息を吐いて話しはじめた。それからデータや科学や生物学的メカニズムを持ち出し、たっぷり25分ほどしゃべりつづけた。フェリッティ博士のように、とにかく数字を見せ、ＡＣＥの影響を受けている人がこれほど多いことを知ってもらえば、きっと驚くはずだ。自分の患者の話は一切せず、彼らのストレス反応システムについて語った。何カ月もこの種の話をくり返してきたおかげで、私の一番伝えたい論点には磨きがかかっていた。

やがて、私は話を終えた。

少し間を置き、いまの話が参加者全員に浸透するのを願った。しばらくしてから「みなさん、この件にどう対処なさいますか?」というようなことを尋ねた。

みんなの反応を見て、すぐに自分の期待が外れたことを悟った。胃が縮こまる。じわじわと顔が熱くなり、体内に羞恥心が広がっていく。頭よりも体が先に感じ取っただろうか、私はほどなくあることに気がついた。参加者全員、話の重要性はわかってくれたようだが、どうやら私はあまりに無邪気だったらしい。彼らの表情からはこう読み取れた。「じゃあ、ナディン、あなたはこの件にどう対処しますか?」

いま思うと、私はただ、問題を披露しただけだった。解決策についての質問には、うまく答えられなかった。彼らは検査の手順を詳しく尋ね、最善の治療法や、それをどう実装するのかを知りたがった。私は現時点で何のプロトコルも存在しないと説明しようとした。それこそが私がここへ来た理由だったからだ。他の医師のために、ベストな検査方法を実装し、プロトコルを考えるのが彼らの仕事なのではないのだろうか。

だが彼らの質問の趣旨から判断すると、明らかに違っていた。

CEOたちはこの件を支援すると言うわりに、どう考えてもみずから原因追及に時間を割く気はないようだった。優先順位で言えば、この件が建物の耐震工事や、医療施設認定合同機構の次の監査の件より先に取り上げられることはまずないだろう。彼らがすべてを投げ打ってこの件に取り組んでくれると思った私は、なんて世間知らずだったのだろう。発表を締めくくりながら、私は部屋の真ん中で、ゆっくりと、悲しげにしぼんでいく漫画の風船になった気分だった。それからどうやって会合を終えたのか、自分が何を言ったのか、温かい同意と握手を送ってくれたのが誰だったのかも覚えていない。最後の数分間に関しては、いまだに記憶が曖昧なままだ。

やがて私はエレベーター乗り場に着くと、「下り」ボタンを連打した。

懸命に取り組み、準備し、納得させたのに、結局何も変わりそうになかった。これまでずっとACEや有害なストレスのことばかり必死に考えてきたから、この件を宇宙一大事なことだと思っていた。だから、ただただ不思議でならなかった。こちらの説明を聞き、納得してもなお、何の行動も起こさないなんて。別に彼らに対して怒っていたとか、いら立っていたとかいうわけではない。ただ、混乱していたのだ。自信が揺らぎ、考えたこともなかった疑問が湧き上がってくる。これまで組み立ててきたこの逆境についてのパズルが、思っていたより一大事ではなかったら？　いや、それよりも、この件をどうすることもできなかったら？

第3部　処方箋

第7章　ACEの解毒剤

The ACE Antidote

その日、CEOの会議を終えた私は、自滅的な疑念に気を取られ、彼女が声をかけてくるまで気づきもしなかった。

エレベーターが大きく開いた。

「すみません、ドクター？」。彼女がもう一度言った。

ふり向くと、先ほど私のプレゼンの前にCEOたちにコーヒーを注いでいた女性がいた。

「何でしょう？」

彼女はためらいがちに一歩近づいた。近くで見ると、髪の染め方が雑で、右側の歯も1本なかったが、ホテルの制服のボタンは上まで留められ、裾もきっちりたくしこまれていた。立ち止まった私の背後でエレベーターの扉が閉まると、私はまっすぐ彼女を見つめた。

「私です」と女性は言った。

「え？」

「あなたが先ほど話していたのは私のことなんです。その、ACEのこと――子供のころに起きたいやなこと――さっきあなたが話されていたすべてのことを、私は経験しました。ひとつ残らず、全部。たぶん10点満点中10点だと思います」

そこで彼女は言葉を切り、深呼吸をすると、左の手首に刻まれた小さな灰色のタトゥーに視線を落とした。

「ずっとお酒におぼれないように必死で、健康にもたくさん問題を抱えています。いまの話を聞いて、その理由がようやくわかった気がしました」

そこで彼女と目が合った。「とにかく、お礼を言いたかったんです……ありがとう。あなたの仕事をつづけてくれて」

「あなたの名前は？」。私は訊いた。

「マージョリー」。彼女は笑顔で答えた。

私も微笑み返した。

「ありがとう、マージョリー」

・・・

この一件以来、私は講演やプレゼンが終わると必ずテーブルの片づけをしている人や音響システムを解体している人のもとへ行き、彼らの意見を聞くようになった。私の発表が専門家にどう受け止められようと、ＡＣＥの物語が日常でどんな役割を果たしているのか、彼らの話でより詳しい洞察を得ることができたからだ。そして会場を去るときには、いかなる地理、民族、社会経済的バックグランドを持っていようと、誰もが同じようにＡＣＥの影響を受けるのだと理解していた。私は臨床医学と公衆衛生の力が生活を改善すると信じるよう教えられてきたが、彼らとの会話から、小児期の逆境体験を持ち、生涯にわたる影響を受けている彼らの多くが、自分が何に対処しているのかわかっていないのは明らかだった。どの医師も彼らのストレス反応システムに問題がある可能性を指摘してはくれず、ましてや対処法など教えてくれなかった。マージョリーとエレベーターの前で話した数分間が、試金石となり刺激となった。ＡＣＥとその健康への多大な影響を扱う臨床プロトコルがないなら、いまこそ作成するときだろう。幸いにも世間知らずの私は、それがいかに大がかりな仕事になるのか理解していなかった。

小規模ながらも、すでにクリニックで成果を上げていたため、自分たちが正しい道を進んでいるのはわかっていた。年に1度の検診で子供たち全員にＡＣＥ検査を行うと共に、私たちは有害なストレスに対する治療計画に着目し、逆境の影響に苦しむ子供、両親、コミュニティ、それぞれの根幹を見据えたエビデンスベースの治療モデルも探していた。２００８年当時、このクリニック以外でＡＣＥの検査を定期的に行っている小児病院は、私の知るかぎり存在しなかった。有害なストレスを受けた患者は、たいてい問題行動やＡＤＨＤの症状を指摘され、それは結局のところいい知らせとなるのだが、というのも彼らは、小児期の逆境と健康被害の関係を認識している数少ない専門家、メンタルヘルスのプロに診てもらうことになるからだ。残念ながら、喘息や糖尿病のような病気が有害なストレスからくる可能性をきちんと理解している医師は多くなかった。ディエゴのケースで見たように、心理療法は、実は有害なストレスの症状を持つ患者にとって、それがふるまいの問題かどうかを見極めるのに、もっとも有効な治療のひとつだった。

かかりつけの医師が患者に心療内科を紹介できれば、より適切な治療を受けられる可能性が高くなる。ＡＣＥや有害なストレスを抱える患者の治療に当たる医師（統計的に言えば、アメリカにいるすべての医師）にとって最善なのは、問題行動に関する医療サービスを統合することだった。つまり、小児病院や普通の病院で、メンタルヘルス・サービスを利用できるようにすればいい。のちにこれが最善の手段となるのだが、現在ではアメリカ合衆国保健福祉省を含む、あらゆる国の公衆衛生機関がこのアイデアを支持している。ベイビューのコミュニティは、私がＡＣＥ研究を読む前からメンタルヘルス・サービスを求めていた――だからこそ私はクラーク博士を呼んだのだ。クリニックに心療内科医を常駐させたのは大正解で、クラーク博士は引っ張りだこになり、私はメンタルヘルスの強化に力を注ぐべく、さらなる情報の収集に勤しむこととなった。

所得が低く、行政のサービスも行き届いていない地域で働く私のような小児科医の大半は、役所で照会できる情報も限られていて、そこにソーシャルワーカーのひとりでもいれば幸運で、もしそうなら十字を切って感謝の祈りを捧げるだろう。だがニアの治療をはじめる数カ月前、私はサンフランシスコのカリフォルニア大学のアリシア・リーバーマン博士、子供－親心理療法（CPP）を専門とする有名な児童心理学者に協力を仰いでいた。このタイプのセラピーでは、5歳以下の子供を対象とし、幼い子供を逆境から救うには親子がチームのように機能しなければならない、という考えに基づいて治療を進める。CPPが画期的で、リーバーマン博士がこの治療に効果があると信じる理由は、トラウマが自分や家族にどう影響しているかを子供たち——たとえどんなに幼い子供であっても——と真剣に話すことが重要だという認識にある。

アリシア・リーバーマンは、子供のころ、なんだか妙な感じがして真夜中に目を覚ましたことを覚えている。政治的に不安定な時代のパラグアイで育ったアリシアは、小児科医である父が、自分の目撃した社会の不正を訴え、政府の標的になるのを目の当たりにした。父親は何度も取り調べで拘束されたが、地域で尊敬を集める人物だったため、そのつど解放された。日々膨らんでいく町の不安に、アリシア一家も休まるときがなかった。町のリーダーたちが次つぎに投獄され、あるいは単純に「消えて」いった。

その夜、アリシアが目を覚ますと、母と父が寝ているアリシアごとベッドを運んでいるのに気づいた。両親は、壁を突き抜けて飛んでくるかもしれない銃弾から娘を守るために、家の一番奥まった部屋へ寝ている娘を運んでいたのだ。やがて一家は、大西洋航路定期船オーシャン・ライナーに乗ってイスラエルへ移住した。船のなかでアリシアは、同乗者から、ストレスだらけだった生活について尋ねられた。自分たちが置き去りにしてきたものに言及されたことで、ふいに身体がこわばり、ストレスが身体に残っていることに気づいたのをリーバーマン博士は覚えている。

リーバーマン博士はそのキャリアを、トラウマやストレスについて自分がよく知る、そして興味のある場所からスタートさせた。家族が巻きこまれた政治的な不安や恐怖に加え、アリシアが４歳のときに起きたきょうだいの悲劇的な死によって、両親は深い悲しみに暮れていた。生きているきょうだいたちはその当時のことを何も語ってはくれず、幼いアリシアは混乱と悲しみから生まれた想像の物語を作り出すしかなかった。児童心理学を本格的に学びはじめると、彼女は過去をオープンに、そして正直に子供に話すというのが一般的でないことを知った。当時は、幼い子供は死や暴力といったものを理解せず、もし話そうとすれば、さらに子供の傷口を広げてしまうと考えられていたのだ。リーバーマン博士は、悪いことが起きたらサンタクロースの話で安心させようという考えに疑問を感じていた。

博士は、幼児や赤ん坊は困難に直面しても理解していない、あるいは覚えていないからトラウマの治療をする必要はない、という長年言われてきた説をくつがえした。彼女の研究は、ヘイズ博士のオタマジャクシ研究同様、初期の逆境がしばしば乳児や幼児に多大な影響を及ぼすという調査のうえに成り立っている。臨床医として働いた数年で、リーバーマン博士は、混乱した出来事を経た子供たちが物語を創造するのは、実は普通のことなのだと理解するようになる。子供たちはそうした出来事に意味を与えずにはいられないのだ。ちゃんとした説明がなければ、自分で作り出す。子供時代のトラウマと発達段階で見られる相応の自己中心主義が交錯し、幼い子供に考えるきっかけを与える。実は、私もそうだった。

リーバーマン博士は両親と子供の双方がトラウマについて包み隠さず、正直に話せる方法を探した。また、両親自身のつらい子供時代や彼らがいまだに抱えている傷が、ストレスの多い困難な状況で子供への態度に影響を与え、子供を守る緩衝材としての能力を損なわせている可能性も正しく認識した。博士は恩師のセルマ・フレイバーグから、家族は「言葉にできないことを話す」方法を学ぶことができるし、両親は危機的状況でも子供を守り保護する方法を見つけることができると教えられた。最終的にリーバーマン博士はＣＰＰ（子供－親心理療法）のプロトコルを成文化し、５つの無作為の試験[1]でその有効性を証明する。いまではＣＰＰは最新の科学に裏づけられた、国を代表する対子供のトラウマ治療のひとつとなり、家族全員の治癒に貢献している。

ＣＰＰでは、両親と子供の双方が対処すべき（ほかの家族メンバー、コミュニティ、仕事や失業に関する）圧力や事件をはじめ、親子の絆に影響を及ぼすあらゆるものを考慮に入れている。これによって患者は、過去のトラウマと現在のストレッサーとのつながりを認め、症状の発端と対処法への理解を深めることができる。

昔から、母親がうつ病になれば、母親は自分専用のセラピストを探し、一対一で治療に取り組んできた。ＣＰＰのアプローチ法は、親と子の関係性の質と愛情の健全性が、健康や幸福に必要不可欠であるという理解に基づいている。シャーリーンとニアのケースほどぴったりな事例はないだろう。幸いにも、シャーリーンとニアが待合室にはじめて現れたとき、リーバーマン博士の教え子である博士研究員のトッド・レンシュラー博士が、私たちのチームに加わったところだった。児童保護局に通報した私に対して、当然のことながらシャーリーンは何カ月も腹を立てていたが、このケースでは仕方がない。ニアの親権を守るため、産後うつの治療を申し出たシャーリーンは、集中心理療法を受けることになった。

シャーリーンがはじめてレンシュラー博士のＣＰＰ治療を受けにやってきた日、彼女はｉＰｏｄのイヤホンを耳に差し、博士がリズムを刻めるほど大音量で音楽を聴いていた。そしてニアをソファの自分の隣に座らせると、無表情でレンシュラー博士を見つめた。言うまでもなく、最初の治療はかなり難航した。私に裏切られたと感じていたシャーリーンは、自分の意思に反して無理やりこの治療を受けさせられていると思っていたのだ。経験豊富で忍耐強い臨床医のレンシュラー博士は、まず治療の手順に関して彼女に選択権を与え、完全に無力だと思っている彼女にいくらかの権限を申し出ることからはじめ、そこから徐々にシャーリーンとの関係を築いていった。ニアの健康とシャーリーンのうつ病にいきなり触れるのではなく、シャーリーンの言う（幼い子供を抱えるすべての親に関係しうる）――睡眠不足こそが最大の問題だと切り出した。夜中に何度も目を覚ますニアのせいで、シャーリーンは疲れていらいらしていた。

シャーリーンとニアが睡眠に悩んでいるのは驚くことではなかった。研究者によると、うつの母親を持つ幼児[2]は眠りをコントロールするのが難しいという。うつ症状のない母親を持つ子供に比べて夜の睡眠時間が平均で97分短く、夜中に起きている時間が長い。子供時代の逆境は、悪夢、不眠、ナルコレプシー、夢遊病、精神的な睡眠障害（眠った状態で食物を摂取？）など、あらゆる睡眠障害[3]のリスクを劇的に高める。夜の睡眠[4]は、脳機能、ホルモン、免疫系、そしてＤＮＡの転写にとって重大な役割を果たしている。

睡眠によってＨＰＡ軸とＳＡＭ軸は正しく制御される。また睡眠中は、コルチゾール、アドレナリン、ノルアドレナリンの濃度が下がる。つまり睡眠不足は、ストレスホルモンの増加[5]やストレス反応の頻度に関わってくる。５章と６章で見たように、ストレスホルモンが騒ぎ出すと、それぞれ脳、ホルモン、免疫、エピジェネティックがストレスへ反応する引き金となる。さらには[6]、認識機能、記憶、感情制御が損なわれることもある。

睡眠不足はあなたを疲れさせ、不機嫌にするだけではない。病気も引き起こす。睡眠不足は炎症の増加や、免疫力の減少[7]に関連している。免疫系は人が休んでいるあいだにそのシステムを向上させ、防御力を調整している。病気のときに睡眠が大切なのは誰でも知っているが、健康なときにも睡眠は大切なのだ。睡眠不足だと、絶えず侵入してくるウィルスやバクテリアを免疫系が適切に排除できず、病気にかかりやすくなってしまう。

また睡眠不足は、成長ホルモンのようなホルモンの減少やＤＮＡ転写の変化にも関連している。これは子供にとってとくに大きな問題で、成長や発達[8]の問題へとつながる。

レンシュラー博士はシャーリーンと共に、ニアが長く眠れるようなルーティンをつくった。博士はまずシャーリーンに、毎晩同じ時間に、涼しくて、暗くて、静かな場所でニアを眠らせることの重要性を説き、眠る直前のストレスや刺激の多い行動は避けて、代わりに心地よいお風呂に入れたり物語を読んであげたりするよう手ほどきをした。やがてこの親子は、待望の眠りを得られるようになっていく。この問題に対する理解と支援を得られたと感じたシャーリーンは、レンシュラー博士のカウンセリングを信じるようになり、もっと重要なことに、博士が彼女を助けるためにいる、ということを理解するようになったのだった。

ほどなくして、シャーリーンはこれまで拒絶してきた助けも受け入れるようになっていく。シャーリーンの元彼（ニアの父親）は妊娠中の彼女を虐待し、いまではまったく関わりがない。妊娠中は母方のおばと暮らしていた。シャーリーンの母親は彼女が幼いころに自殺をしたため、シャーリーンと弟はこのおばに育てられた。おばに妊娠を打ち明けて以来、シャーリーンは支援よりも批判ばかりを受けたという。おばと一緒に暮らしていても孤独は深まり、早産でニアが生まれると、状況はさらに悪化した。おばとの関係についての会話が進むほど、ニアと違った関係性を結びたいというシャーリーンの主張は強くなっていった。そしてようやく、それを叶えるために、彼女がニアにどう接しているかを調べることになったのだった。ＣＰＰのカウンセリング中、ニアが泣いたり笑ったりすると、レンシュラー博士はシャーリーンに、そのときの自分の気持ちやニアがどうしてほしいと思っているかを考えるよう促した。一度、シャーリーンのひざに座っていたニアが、手を伸ばしてシャーリーンのイヤホンを引き抜いたことがある。はじめ、シャーリーンは娘の「悪いおこない」にいらだっていたが、レンシュラー博士が、「こうする以外にニアにはどんなコミュニケーション手段があるだろう」とつぶやくと、おそらくニアは注意を引きたかっただけだとシャーリーンも認めた。シャーリーンのおばが批判的で、よそよそしく、姪に必要な助けを与えようとしなかったことが原因で、ニアにも同じことが起きていると思ったレンシュラー博士は、シャーリーンにそのことを認識させ、自分はニアにどう対処したらいいかを考えるよう促した。

まもなく親子関係に変化が現れた。シャーリーンはカウンセリングのあいだ片方のイヤホンを外すようになり、やがて両方とも外した。そして以前よりも娘に注意を向けるようになったおかげで、ニアの泣く回数は減り、キャッキャッとよく笑うようになった。それは親なら誰しもわかると思うが、真夜中の授乳や不機嫌な朝を帳消しにしてくれる、素敵なご褒美だった。さらにシャーリーンは体重が増えない娘のために、積極的に動きはじめた。レンシュラー博士とのカウンセリングで、哺乳瓶のミルクの適切な温度を知りたがり、赤ちゃんの食事や授乳に関するさまざまな質問をした。私たちクリニックのチームも一丸となってシャーリーンをサポートし、実践的なアドバイスや、栄養成分、その他必要な情報を提供した。さらにチームとして、ニアの進捗状況についても定期的に話し合った。こうした協力体制を通じて、児童保護局の件で憤慨していたシャーリーンも落ち着き、私に対しての怒りを解いていった。

　シャーリーンのカウンセリングは上々でニアとの関係も改善していたが、まだおばとの問題が残されていた。ある日、ニアの食事をつくったシャーリーンは（彼女にとっては大きな一歩だ！）、支度を終えたあとでボウルを片づけるのを忘れてしまった。すると激怒したおばから、二度とキッチンを使わないよう言い渡された。シャーリーンはいらだち、打ちのめされた。せっかく正しいことをしようとしたのに、些細なミスで罰せられたのだ。だがこの出来事をきっかけに、おばとの関係、母親の喪失、ニアが生まれてから感じていた無力感や憂うつな気分について、よりオープンにレンシュラー博士と話せるようになった。おばはシャーリーンの妊娠に激怒し、助けにならなかったため、シャーリーンは孤独を感じていた。そこへきて急に赤ん坊の成長が止まり、帝王切開で緊急出産を余儀なくされ、しかもその理由はわからないままだった。彼女はタバコもドラッグもやらなかったし、自分なりに正しいことをしてきたつもりだった。当時、私たちにも理由がわからなかった。答えがわかったのは、ＡＣＥと母体のストレス[9]が早産に密接に関連し、低体重児や流産の確率を高めるという事実を私が学んでからだった。

　ニアがＮＩＣＵ（新生児集中治療室）にいるあいだ、シャーリーンは娘と物理的にまったくつながっていなかった。ニアはこれまでシャーリーンが目にしてきたどの赤ん坊とも違った。小さくて、もろくて、たくさんのチューブやモニターにつながれている。娘が死ぬことを恐れたシャーリーンは、やがて心の壁を築きはじめた。人が自分から離れていくことには慣れていた。父親も知らなければ、シャーリーンがたった5歳のときに、母親も自分たちきょうだいのもとから去ってしまったのだ。だからある意味、シャーリーンには覚悟ができていた――娘を失う覚悟が。

レンシュラー博士との対話を通じて、シャーリーンは、こうしたつらい出来事を全部話してしまうことができるのだと知った。おばとこうした話ができていたら。だが若いころに子供を亡くしたおばは、やはり自分の周りに壁を築き、距離、断絶、ストレスといった世代間のサイクルを決定的にしてしまったようだった。レンシュラー博士とのカウンセリングを重ねるうち、シャーリーンはいまある親子関係に変わるものを探しはじめた。元彼のトニーとはかかわりがなかったが、その姉はシャーリーンを歓迎していて、ニアとの交流を望んでいた。シャーリーンはニアを父方のおばのもとへ連れて行くようになり、彼女と過ごす時間は徐々に増えていった。レンシュラー博士はシャーリーンに、いまトニーの姉と築いているような愛情に満ちた関係性は、子供の健康にも、シャーリーン自身の健康にとっても、重要な要素なのだと説明した。

やがて、シャーリーンがぱたりと姿を見せなくなった。姿を見なくなってから2週間、レンシュラー博士は電話をかけ、何度か伝言も残したが、彼女からの連絡は一向になかった。ようやく姿を見せたシャーリーンは、片目にかすかな黒あざをこしらえ、耳にはしっかりとイヤホンを差しこんでいた。そして泣いているニアをソファの自分の横に座らせると、ふたたびあの無機質な瞳で壁を見つめた。この数カ月の進歩が、すべて消えてしまったようだった。それから少しずつ、レンシュラー博士はシャーリーンから事情を聞きだした。いつものように娘を連れてトニーの姉のもとへ遊びに行くと、いきなりトニーが現れ、怒ってわめき散らしたのだという。そしてニアを抱きしめていたシャーリーンに突然襲いかかった。恐ろしくなったシャーリーンは、ニアをトニーの姉の家に残し、警察に通報しようと逃げ出した。その日以来、シャーリーンとニアは過去に引きずり戻されたようだった。ニアは一晩じゅう泣き叫び、ふたりはまたしても眠れない日々を過ごすようになった。その後何度かカウンセリングを重ねるうちに、トニーの示した行動が、シャーリーンを落ちこませ、ニアを苦しめるようになったと判明した。カウンセリング中にニアが身も世もなく泣き叫ぶと、シャーリーンはレンシュラー博士にこう言った。「この子は私に、すごく怒っているんです」。それからふたりは、ニアが叫んだり泣いたりしたときにシャーリーンがどう感じるかを話し合い、やがてシャーリーンは、娘がトニーのようなかんしゃく持ちになるのが不安なのだと認めた。ニアが泣くことにシャーリーンが怒るのは、10カ月のわが子が父親のようにいかれている、と、みんなに思われたくなかったからだった。

・・・

シャーリーンはその後もＣＰＰのカウンセリングに通いつづけ、レンシュラー博士と共に、以前のような回復への道を懸命に模索した。とくに難しいセッションでは、シャーリーンはお腹にそっと手を置いた。レンシュラー博士がその意味を問うと、動揺するといつもこうするのだが、こうすると気が変になりそうになっても少し落ち着くのだと説明した。レンシュラー博士は、そう感じている自分を認識できるのはとてもいい兆候だと伝えた。ストレス反応が起きると、人間の生体システムは過度に刺激を受けることが多く、どうしていいのかわからなくなってしまう。そうなると、とくに考えることなく、ただ身体からの指示どおりに反応し、誰かに殴りかかったり、衝動的に行動したり、自己判断で治そうとしたりしてしまうことがある。シャーリーンは、それを直感的に理解していたのだ。

この生体システムに関する会話は、レンシュラー博士にマインドフルネス――内面の考えや感情を意識しつづける習慣――を論じるための扉を開いた。そこにはシャーリーンがストレスを感じたり、呆然としたりしたときに使える、心を落ち着かせるためのテクニックがいくつかあった。ふたりはそのなかで呼吸と意識を使って集中力を高める訓練に取り組み、ストレスへの反応を和らげていくことにした。自宅でおばともめた際にシャーリーンがこのマインドフルネス作戦を実践すると、驚くほど効果があった。たしかにトニーから受けたトラウマのせいで過去に引き戻されたが、トニーの暴力を通報し、自分の感じた恥辱や怒りを乗り越えると、最後には気持ちが軽くなった。クリニックのスタッフの協力のもと、レンシュラー博士はシャーリーンとニアの食事や睡眠の改善に取り組みつづけ、何かのきっかけで傷口が開いてしまったときに何度でも使えるよう、マインドフルネスのテクニックを補強していった。

いい知らせは、シャーリーンの体調がよくなると、ニアの体調も良くなったことだ。徐々に体重が増え、発達の目安に追いつき、児童保護局の件も一件落着した。シャーリーンは職探しをはじめ、ストレスのかかる仕事の面接で、自分がどんなふうにマインドフルネスを使って気持ちを落ち着かせているかを博士に語ってみせた。やがて彼女は仕事に就くと、自分のアパートメントへ引っ越し、健全な恋愛も手に入れた。そのころには、私が児童保護局に通報した件も水に流してくれていた。シャーリーン親子がレンシュラー博士のもとを訪ねてくると、私は必ずふたりの様子を見に行った。そしてニアの定期健診で、私とシャーリーンの関係も回復した。診察室へ入ってきたシャーリーンから仕事が決まったことを告げられると、まるで何かに勝利したような気分になった。私たちはニアの発育不全の症状を治しただけでなく、その根本――うつやトラウマや不健全な家族関係によって引き起こされたストレス――を治療することにも成功したのだ。カウンセリングの中断にもかかわらず、子供‐親心理療法は見事に成功を収め、ニアの健康に影響を及ぼしていた力学を変え、問題が起きたときに子供の緩衝材の役を務めるシャーリーンの能力を高めたのだった。

母親に追いかけられながら、くすくすと楽しそうにクリニック内を駆け回る16カ月の丸々と太ったニアの姿は、この先もずっと忘れないだろう。医師として、自分が命を救ったのだとわかる瞬間がある。そのとてつもない（疲労の混じった）満足感は、無事に治療を終えたあとの、バタバタとせわしない病院内で感じることが多い。廊下の向こうからやってくるニアを見て、私はその感慨に打たれた。みんな、よくがんばった。

・・・

ＡＣＥの患者を見抜けるよう意識的に努力してきたおかげで、私たちのもとに小さな勝利が舞いこみはじめた。たしかにそれは挑戦だったし、障害もあったが、私たちはＡＣＥを抱えた患者の混乱したストレス反応システムを落ち着かせ、症状に効果的に対処する方法を見事に見つけ出し、根底にある有害なストレスの仕組みや、調節不全となった経路の均衡を整える要因――眠り、メンタルヘルス・サービスの統合、健全な関係性――に着目することで、患者に大きな違いをもたらすことを突き止めた。そしてほどなく、有害なストレスに使えるさらなる武器に目を光らせることになる。

小児肥満は、私たちがターゲットにした主要な健康問題のひとつだ。残念ながら９４１２４の郵便番号は、サンフランシスコでもっとも肥満の割合が高かった。ベイビューは食の砂漠で、すなわち近隣の都市よりもファストフード店が圧倒的に多く、新鮮なフルーツや野菜が手に入る場所は皆無に等しい。私がそれを実感したのは、食料を買いに行く暇がなく、１週間ほど職場にランチを持ってこられない日がつづいたときのことだ。タコ・トラック、タコベル、マクドナルド、ＫＦＣ、それにわずかにましなサブウェイ――選択肢はどれも油気の多いファストフード店ばかりだった。そしてサブウェイのマーケティング部門がどう言おうと、女性がサブウェイのサンドイッチをつづけて食べられるのは、せいぜい数日が限度である。

地元の財団からの補助金のおかげで、スタンフォード大学で成功を収めたプログラムをモデルにした、すばらしい肥満治療プログラムをわがクリニックに導入することができた。毎週火曜の夜に、カリフォルニア・パシフィック・メディカル・センター（ＣＰＭＣ）から２名の栄養士と、ベイビューのＹＭＣＡから２名のトレーナーをクリニックに招き、太り気味の子供とその両親たちのグループを指導してもらった。子供たちはクリニックの裏にある、もともと倉庫だったスペースへトレーナーと一緒に出向き、楽しい運動を行う。そこはいかにも簡素な施設だったが、20名の子供がバレーボールをしたり、ズンバを踊ったり、フラフープをしたり、とにかく汗を流すには十分な広さがある。そのあいだに、親たちは指導を受けて栄養価の高い食事をつくり、その夜は美味しくヘルシーな夕食で締めくくられる。さらには、地元の企業が自転車を寄付してくれたので、目標を達成した子供たちは自転車がもらえることになっていた。これだけでも子供たちをやる気にさせるには十分だと思うかもしれないが、実際には大半の子供が非常に苦労していた。

ベイビューの親たちは、私の親が私やきょうだいを遊ばせたようには、自分の子供を公園で自由に遊ばせることはできなかった。彼らは、子供を家から出さないことで安全を確保していた――つまり、ストレスの多い家族のストレスは強まることになる。そして例のごとく、ＡＣＥを抱えた子供には特別な助けが必要だった。だからプログラム参加者のなかでもＡＣＥの得点が高い子供（といっても大半がそうだったが）にはクラーク博士の心理療法を受けてもらった。心理療法では、各自のこれまでの人生経験が、彼らの体重にどう影響しているかに着目した。治療の結果は上出来で、私は思わずズンバを踊り出しそうになった。小児肥満は、とりわけベイビューのような地域では非常に難しい問題だが、プログラム終了後には、すべての自転車がなくなったのだ。

　このプログラムの成功は、減量プログラムの一環として、ＡＣＥ問題に取り組むことの重要性を証明した。そしておもしろいことに、私たちのゴールが肥満対策ではなく、ＡＣＥ対策だとしても、やはり運動と栄養が重要になってくることが判明した。もともと、患者の有害なストレスをドッジボールや料理教室で治療しようと思っていたわけではないが、健康な食事と運動を治療に加味することで、子供たちの体調が改善したのはうれしい驚きだった。私は毎週母親やおばあちゃんたちに様子をうかがい、そのつど、子供の食事を変えたら運動のレベルが上がり、寝つきもよくなり、健康になり、多くのケースで問題行動や成績が改善したと知らされた。

　私たちが現場で目にしていたものには、多くの科学的根拠があることがわかった。データによると、定期的な運動はＢＤＮＦ（脳由来神経栄養因子）と呼ばれるタンパク質の放出を促し、これは基本的に脳や神経細胞にとっての栄養剤のような働き[10]をする。ＢＤＮＦは、海馬や前頭前皮質のような、学習や記憶にとって重要な脳の領域で活性化する。運動が心機能を改善することは昔から知られていたが、別の方向でも研究が進み、身体を動かすと筋肉同様、脳も鍛えられることが判明した。

有害なストレスと戦うとなると、機能不全の免疫系への取り組みは、脳機能のサポートと同じくらい重要になってくる。定期的な運動は、ストレス反応を制御し、炎症性サイトカインを減らすにも効果的だと判明している。[11]サイトカインは化学警報で、免疫系を焚きつけ、戦うよう仕向けるという話を覚えているだろうか。有害なストレスを抱える人々にとって、（1日1時間ほど汗をかくような）適度な身体活動は、身体が何と戦い、何から逃げるべきかを教えてくれる（適度な運動はストレス反応の制御を助けるが、ウルトラマラソンに参加する必要はない。やりすぎによる身体の激しい消耗は、コルチゾール濃度を上昇させる場合がある）。

運動が子供に大きな違いをもたらす一方で、正しい食事もまた重要である。タンクに給油する燃料の等級（脂っこいファストフードを、脂肪分の少ないタンパク質や複合炭水化物に変えるなど）にちょっとした変化をもたらすことで、身体の制御機能は改善される。運動と健康的な食事は体重の減少に役立つだけでなく、免疫系や脳機能の向上にも効果があることは説明した。

炎症は、正常な免疫系が感染と戦う手段だという話はしたが、体内のあらゆることと同じでバランスが重要だ。炎症が多すぎると、消化不良から心血管合併症まで、さまざまな問題を引き起こす。[12]フルーツや野菜や穀物に含まれるオメガ3脂肪酸、抗酸化物質、食物繊維の多い食物は、炎症との戦いを助け、免疫系をバランスの取れた状態に戻してくれる。反対に、精製糖、でんぷん質、飽和脂肪酸を多く含む食事[13]は、炎症を促進し均衡も崩してしまう。健康な食事パターンと適度な運動を生活に取り入れる選択をした私たちの患者は、身体の内と外の両面から生体システムのバランスを整えることに成功した。

・・・

その当時、私たちのクリニックには、調節不全のストレス反応の治療に特化した強力な戦略があった――睡眠、精神衛生、健全な関係性、運動、栄養だ。これはエリザベス・ブラックバーンとエリッサ・エペルの研究が示した、[14]テロメラーゼ（短くなったテロメアを再構築する働きを持つ酵素）の濃度を上昇させるのと同等の意味を持つ。もちろん、それ以上の発見に取り組んだ私は、もう一度文献をくまなくあたり、コルチゾールの濃度を下げ、ＨＰＡ軸を制御し、免疫系のバランスを保ち、認知機能を向上させる治療法を探した。その結果、どうしても同じ治療法に行きつくのだった――瞑想だ。かつて瞑想といえば、鮮やかなローブ、山の頂、たくさんのクリスタルや野菜ジュースが必要だと信じられていたが、幸いにも、現在では心の鍛錬というのが主流になっている。はるか昔に宗教的なものとしてはじまった瞑想トレーニングに基づくテクニックも、いまでは考えられない分野――医学界で引き継がれている。心臓専門医から腫瘍学者まで、医師たちは心の鍛錬を臨床治療に取り入れはじめている。

ジョン・ザマラ博士[15]とその同僚は、ニューヨークで冠状動脈疾患をわずらった大人の患者のグループを詳しく調べ、瞑想が彼らの心血管の状態に（影響があれば）どんな影響を及ぼすかを調査した。グループからランダムに選ばれた半数が8カ月の瞑想プログラムに参加するよう指示され、残りの半数は待機を言い渡された。調査の開始時と終了時に、全員にトレッドミルのテストを実施した。すると驚くべきことに、瞑想した患者グループは胸の痛みを感じるまでに以前より12％激しく、かつ15％長くトレッドミルを行えるようになったという結果が実証された。さらにおもしろいことに、トレッドミルのテスト中、瞑想したグループは心臓にかかるストレスを示す心電図の変化の開始が18％遅かった一方で、対照群の数値には何の変化も見られなかった。瞑想と心血管の健康について類似の研究を行っている研究者によると、動脈壁の厚みに違いが見られたという[16]。瞑想は動脈の狭窄の逆転に関わっていて、つまり虚血性心疾患で苦しんでいる患者にとって、これは命を救う手段に他ならない。乳がんと前立腺がんの患者に関連した別の研究[17]では、瞑想がストレスの症状を緩和し、生活の質を高め、HPA軸の機能向上にも関わっていることが判明した。また、瞑想がコルチゾール濃度を下げ、質の高い眠りを促進し、免疫機能を高め、炎症を抑えることもわかっている。これらはすべて、生体システムのバランスを保ち、有害なストレスの影響を軽減するのに重要なものばかりだ。

研究を読めば読むほど納得がいった。ストレスが、基本的な化学レベルで身体機能に悪影響を与えているなら、心を落ち着かせる訓練は、同様の化学反応をいい方向に変えられるはずなのだ。ストレスが闘争・逃走反応（交感神経系）を起動する一方で、瞑想は休息・吸収反応（副交感神経系）を起動する。副交感神経には心拍や血圧を下げる働きがあり、ストレス反応の影響を直接迎え撃つ。ストレス反応と、神経系、ホルモン系、免疫系の深いつながりを考えれば、有害なストレスの影響をくつがえすには、穏やかで健全な心を手に入れるところからはじめるのはよさそうに思えた。

こうした研究内容をクリニックで採用するのに時間はかからなかった。ただし、瞑想に関するデータを読むのと、患者に正しく実践させるのは、まったく別のことだった。患者に、瞑想はヒッピー文化の色濃いヘイト・アシュベリーのもので、ベイビューには無縁のものだと受け止められたらどうしようかと不安だった。それに、ムーンビーム（月光）と名乗る女がやってきて、私の患者に「あなたに必要なのはあなたの中心を見つけること」などとのたまわれるのだけは避けたかった。瞑想の超自然現象的な要素を排除し、患者や親たちが試してみたくなるような、瞑想とマインドフルネスを紹介する必要があった。

最先端の科学と文化的感受性が出会うベイエリアにいれば、中間の選択肢があることはわかっていたし、それが見つかるのは時間の問題だった。そしてマインド・ボディ・アウェアネス（MBA）プロジェクトと呼ばれるすばらしい組織で、私はそれを見つけた。MBAは、少年院の子供たちを対象にマインドフルネス（瞑想とヨガ）に取り組んでいて、結果も出している。以前、少年院にいる子供のACEに関するデータ（のちの調査結果によると、フロリダの少年司法制度の世話になっている6万人以上の子供[18]のうち97％がACE項目の少なくともひとつを経験し、52％が4つ以上の項目を経験していることが判明）を見たことがあった私は、参考になりそうだと思った。ＭＢＡの理事ガブリエル・クラム氏に会って話を聞くと、ますます協力したいと思うようになった。

上位中産階級で育ったガブリエルは、エール大学で神経生物学を学ぶ前、ミズーリ州セントルイスの優秀な私立高校へ通っていた。高校在学中に瞑想をはじめた彼は、自分がいかに本当の自分とかけ離れていたかに気づき、高校を中退する。いつでも何かに腹を立てているような時期がつづき、やがて、怪しげな仲間とつるむようになった。これまで、自分に無頓着な連中と付き合ったことがなかったガブリエルは、なんとなく彼らを信用した。ある夜、仲間内のリーダーがガブリエルにＬＳＤ〔幻覚剤〕を打って外に連れ出し、人を殺すよう指示をした。リーダーはガブリエルにナイフを渡すと、標的を教え、まったく疑っていない被害者のほうへ向かわせた。ガブリエルは2、3歩近づき、足を止めた。その瞬間、父親の顔がはっきりと浮かんだのだ。もしこんなことをしたら、二度とまっすぐ父親の顔は見られなくなるだろう。父親の姿は、文字どおりガブリエルを思いとどまらせた。これがガブリエルの人生におけるターニングポイントとなり、つらい経験ではあったが、治癒の扉が開いたのだった。のちに高校へ再入学した際、マインドフルネスの実践は、彼の価値観や高潔さを保つカギとなった。

少年院にいる若者の力になろうと思ったきっかけは、父親がいなければ、父との安定した心地よい親子関係がなければ、ガブリエル自身、自分の行動を止められなかったかもしれないと思ったからだ。そしてその愛情やつながりは、すべての子供に与えられるとはかぎらない。だからこそガブリエルは、彼の父親のような存在がいない子供、いざというときに自分を止めてくれる人がいない子供たちの助けになりたいと強く願った。マインドフルネスの実践に加えて、そうした安全で、安定したつながりに大いにすくわれた彼は、ぜひともこの経験をみんなとわかち合いたいと思ったのだった。

もしガブリエルに会ったなら、まずその熱意に気がつくだろう。威圧的な感じはまったくなく、とても魅力的な人で、ふたりで今後の計画を立てているときからすでに、うちの患者たちから好かれそうだと感じていた。

まず私たちは、ＡＣＥが４つ以上ある少女を15人集め、マインドフルネスとヨガのセッションを含む毎週2時間のプログラムを10週間行った。私も少女たちと一緒にそのプログラムに参加し、ストレス反応がどう働くか、また過度の反応を示したときにはどうやってそれを認識し、元の状態に戻すかなど、身を持って体験した。とても楽しい時間だった。プログラムに参加していた少女たちの大半は性的虐待を受けていて、また両親の多くが精神疾患をわずらっていたり、刑務所に入っていたり、あるいはその両方だった。ＭＢＡのスタッフの少女たちへの接し方はすばらしかった。プログラムの終わりには、ほとんどの少女がストレスの減少を報告し、ストレスの多い状況に対処する方法を見つけたように感じると話してくれた。少女のうちふたりは学校でけんかをしなくなり、他の少女たちも学校での集中力が増して居心地がよくなり、夜もよく眠れるようになったと報告した。

瞑想プログラムと、栄養・運動プログラムの実践によって、日々患者の進歩を目の当たりにすることができたが、それはスプレッドシートに書かれた数字からではなく、子供たちが実際に待合室で踊ったり、成績の上がった通知表をふり回したりしている姿からだった。私は彼らの医師として、喘息を抑えたり、体重を減らしたりしながら、患者の行く末を見守る義務があったが、そんななか、ニアとシャーリーンが笑いながら歩いているのを目にしたり、高いACEスコアを持つ子供たちが10ポンド（約4・5キロ）の減量に成功して自転車も持って帰ったりする光景を見るのは、とくにうれしいことだった。

ゆっくりとだが確実に、私たちは有害なストレスの影響に対抗するための治療法を確立しつつあった。睡眠、メンタルヘルス、健全な関係性、運動、栄養、マインドフルネス――この6つの項目が治癒に必要不可欠なことは患者を通して見てきたし、科学的根拠に基づく文献のなかでも、これらが効果的な理由が示されている。基本的に敵はすべて、根本的な生物学的メカニズム――調節不全のストレス反応システムや、それにつづく神経系、内分泌系、免疫系の破壊を目的としていた。

私は、こうした治療法が患者の人生を向上させていく様子を見守っていく必要があった。個人的にはこれが現実だとわかっていたが、科学者としてはまだまだ裏付けに乏しかったからだ。これまで紹介してきたような好結果や、自転車がなくなったセッションの話を、科学界の調査に耐えうる確固たる研究に変換する体系的なデータ追跡をするには、人手も資金も足りなかった。いっそ自分の手で、詳細を記述するべきだろうかとも考えた。しかし私たちのチームは極度の人材不足で、行動に移すにしても、報告をまとめるにしても、両方を行う余力はなかった。

そこでまず、行動を優先することにした。

第8章　実験、反対！
Stop the Massacre!

ベイビュークリニックを開いて間もない2007年ごろ、ベイビューの近隣を走行中に、1台の車が目の前で急停車した。

最初は単にわずらわしさを感じただけだった。私の頭はすでに30分後のベイビューYMCAで行われるコミュニティ・ミーティングのことでいっぱいだった。15秒ほど経ってようやく、ハンドルを左に切ってやり過ごそうと思いついた。だがその瞬間、別の方向からやってきた車が、私の横に停車した。

小さな警報が本能をつかさどる爬虫類脳で鳴り響いた。いったい何事だろう？　なんだか怪しい。バックミラーを確認し、ギアをバックに入れようとしたところで、今度は角を曲がってきた車に後ろをふさがれた。

動けない。

私は体がこわばるのを感じた。片手をハンドルに置いたまま、ゆっくりとドアの自動ロックに手を伸ばす。1台目の車から出てきた男が、小包を手にこちらへ近づいてくる。隣の車の男がその小包を受け取ろうと前に乗り出した拍子に、シャツがめくれ、ウェストバンドから銃の柄がつき出しているのが見えた。まずい！　心臓が早鐘を打つ。ドラッグの取引だ！　取引がもつれて撃ち合いになったらどうしよう？　彼らに目撃者だと思われたら？　鼓動が倍速になり、脳はまるで一つの局に固定されたラジオのようだった。局名は「どうやってここから逃げ出そう？」。私は座席でうつむくと、透明人間になれるよう、願わくば、銃弾を受けても無傷でいられるよう願った。

やがて男は、私のほうなどほとんど見ずに、自分の車に戻ると走り去った。

数分後、気づくと私の脳内ラジオは「いったい、いまのは何だったの？」局に変わっていた。恐怖が去ると、すぐに患者のことを思った。2007年のこの日、まだベイビューに不慣れだった私とは違って、患者である子供たちは、学校や店に行く途中で、こうした出来事に日常的に遭遇していた。

ベイビューでは日常的に、たとえば町角の店まで牛乳1リットルを買いに行くたびに、銃で撃たれる危険があることを私は早い段階で学んだ。何年かのち、ベイビュークリニックでマインドフルネスのプロジェクトを立ち上げるための資金調達活動で、サンフランシスコの地方検事カマラ・ハリスと会った際、自然と、この愛すべき地域の絶望的な問題についての話題になった。以前にもテレビやイベントで彼女が話しているところを見かけたことはあったが、このときすぐに、みんなが彼女を本物だと、やるべきことをやる人だと言っている理由がわかった。彼女は若く、カリスマ性があり、場の盛り上げ方を知っていた。はじめ、彼女と話すのに多少気おくれしたが、話してみると予想以上に親しみやすく、たちまち私の不安は消えて有意義な会話を交わすことができた。ベイビューでの私たちの取り組みに興味を持ってくれた彼女は、有害なストレスについて詳しく知りたがった。口先だけで票稼ぎをしない政治家と会うのは新鮮だった。彼女がきちんと話を聞いているのがわかったし、この地域の問題を解決するために、色々な取り組みを真剣に聞き届けようしているように見えた。

私がフェリッティとアンダのACE研究について話しはじめると、ハリスも私と同じくらい数字が好きなことがわかった。彼女は、サンフランシスコ警察と連携して行った内部調査について話してくれた。サンフランシスコ警察は、この地域で起こった殺人の被害者の詳細を調べたそうで、その分析の見解のひとつに、若い被害者の割合の高さに関連するものがあったという。調査によると、サンフランシスコで殺された25歳以下の被害者の94％が学校を中退していることが判明した。ハリスは一流の検察官で、その仕事は、被害者の声を公にし、犯罪の犯人を追いかけることだった。だが彼女は、そもそも、この町で人々が被害者にならない道を見つけられるかどうかを知りたかった。もし実現可能なら？　中退の流れをせき止められるような賢い方法を考え出せれば、命を救えるかもしれない。なにしろ学校に通っていればストリートに出ることはないし、そうなれば車から狙撃されることもないはずなのだ。

ハリスは、いったん動きはじめてしまった暴力の連鎖による結果に対処するよりも、こうした問題を防ぐことに、つまり問題の根本を解明することに興味があった。「防止」について地方検事が語るのはめずらしく、だから彼女から、子供を学校にいさせるために立ち上げた「リダイレクション・プログラム」について聞かされると、私は心から感銘を受けた。彼女の考えに賛同し、積極的に進めるべきだと伝えた。というのもつい最近、ミズーリ州カンザスシティの小児救急医の話を耳にしたからで、その内容は、私たち双方の問題の根っこを示しているようだった。

・・・

ハリス同様、デニス・ダウド博士も子供が銃で撃たれるのを防ぐ方法を模索していた。彼女の探究は、救急救命室の同僚から地元の新聞カンザスシティ・スターを見せられた１９９２年、私たちより15年ほど早い時期にはじまった。そこにはここ1年の、この町で銃創により死亡した若者の情報が載っていた。被害者の写真とフルネームも掲載されていて、ダウド博士が同僚とふたりでそのプロフィールを見ていくと、なんと大半がここの患者だった。子供の治療が必要になると、多くの家族が、救急救命室をまるでふつうの病院のように利用していた。そのうちダウド博士らは常連患者と知り合いになり、関係を深めていった。だからこそ、こう思わずにはいられなかった。自分たちに何かできることはなかっただろうか？　次に救急救命室へやってきた目の前の子供の危険度を見極め、手遅れになる前に助けてあげることはできるだろうか？

　ダウド博士は、その年カンザスシティで起きた、火器による子供のけが人のカルテをすべて見直し、共通する要因を探そうと思い定め、できれば防止策も見つけようとした。そして健康診断書、入院歴、ＥＭＳ（救急医療サービス）の記録、前年に銃で殺された子供の検視結果を入手した。被害者の医療記録は、悲劇的にくり返されたあるパターンを明らかにした。たとえばこんなふうに。９カ月ではじめて来院した赤ん坊には疑わしい青あざがあり、児童保護サービスに報告されるも、結果は証拠不十分。次にカルテに書かれていたのは同じ赤ん坊の小児科医の記述で、予防接種の機会を何度も逃した経過の詳述。４歳になると、幼稚園の先生から落ち着きがないと指摘され、頻繁にかんしゃくを起こし、かっとなるとほかの子を叩いたという報告。少年はＡＤＨＤ（注意欠陥多動性障害）と診断され、薬を処方される。10歳になると学校でけんかし、暴れるようになる。このときは反抗挑戦性障害と診断され、さらなる薬を処方される。14歳で救急救命室へやってきた彼は、小指の拳を形成する骨、５本目の中手骨を骨折していた。なにかを殴ったときに折れやすいことから、医師のあいだでは「ボクサー骨折」と呼ばれている。少年の最後の医療記録は16歳で、複数の銃創を受けて救急救命室へ搬送。このときは、帰ることはできなかった。

・・・

２００９年現在、ダウド博士の患者が有害なストレスの治療を受けていなかったのは明白に思われる。だが１９９２年、ダウド博士がカルテを確認した当時は、フェリッティとアンダの研究はまだ存在していなかった。博士はこうした病歴の類似点を不穏なパターンとみなしてはいたものの、生物学的に関連づけるまでにはいたっていなかった。

ＡＣＥ研究や有害なストレスについての研究の話をしばらくつづけたあと、ハリスと私は同じ問題を、ただ異なる視点で見ていたのだと気づいた。私は子供の健康問題に取り組もうとしていて、彼女は、ダウド博士と同じく、子供の安全を守ろうとしていた。だが私たちが協力して、双方の問題の潜在的な根っこ――ＡＣＥに取り組んだとしたら……。ダウド博士の調査にあった銃の犠牲者となった子供の数は、私たちが高いＡＣＥスコアを持つ大勢の子供たちに対処していくことを示唆している。ＡＣＥスコアが高いということは、衝動制御の欠如や集中力の低下を意味し、これは子供が学校でうまくやっていくには大きな障害だ。調節不全の腹側被蓋野（ＶＴＡ）を持つ子供にとって、たいていのことが（タコベルに行くことでもマリファナを吸うことでも）歴史の授業に勝るだろう。子供たちにおとなしく授業を受けさせ、そもそものリスクとなっている根本的な生体システムに対処するには、どうしたらいいだろう？

ハリスと私はその後も、ＡＣＥ、ヘルスケア、司法制度などを取り巻く深刻な社会的影響について語り合った。あるとき私は、ハリスに会うため、ブライアント・ストリート８５０にある悪名高い裁判所へ出向いた（サンフランシスコでレッカー移動されたことのある人にはなじみ深すぎるだろう）。板張りのオフィスに座り、これまでの会話から自分なりに考えたことを彼女に語った。もしダウド博士のような医師が他にもいて、私自身治療の必要な子供をもっと早く特定できれば、調節不全のストレス反応の治療をはじめることが可能となり、ハリスが行っているような救命プログラムが成功を収める確率も上がる。そうなれば健康への悪影響だけでなく、社会への悪影響も防げるはずだし、地方検事の彼女なら、町に調査やデータ収集の予算を捻出させて、ＡＣＥへの取り組みがどんな違いを生むか見極められるのではないか、と。

ハリスは私の話を最後まで熱心に聞いた。それから間をおき、まっすぐ私の目を見た。

「ナディン、あなたがこの一件の中心になるべきだわ。センターを開設してちょうだい」

私は笑った。「いまの仕事だけで手一杯よ」

「ビクターに協力してもらえばいい。考えてみて」。そう言った彼女の優しく、しかし決然とした口調は、提案というより既定の結論のようだった。ビクター・キャリオン博士を私に紹介し、クリニックの患者のカルテを見直すこととなった、例の協力関係を結ぶきっかけとなったのが、このハリスだった。

ハリスはじきにカリフォルニア州司法長官になり、ついで上院議員になる。こう書けば彼女にどれだけ説得力があるかわかってもらえるだろう。そんな彼女が、私にさらなる厳密な調査や、みんなの認識を変える取り組みができると思ってもらえたのは光栄だったが、オフィスを後にした私は、彼女が私の能力を過大評価している気がしてならなかった。人選を間違えている。ベイビュークリニックをはじめただけの私の経験では、たとえベイエリアのトップクラスの病院からの完全なバックアップがあったとしても、厳しかった。忙しい日々、不十分な資金、基金調達、プロトコルの作成、スタッフの入れ替え——最近になってようやくクリニックが、合理的かつスムーズに機能しはじめたような気がしていた。組織をはじめるのは本当に大変で、だからもう、急いで組織づくりをするつもりはなかった。

・・・

新しいセンターを開くのはまだまだ先に思えたが、ハリスとの話で私の前途は大きく広がった。ACEが健康だけでなく社会的にも影響を及ぼすなら、医学界の視点のみで動くことはできない。教育関係者や司法関係者とも話をし、彼らの目に映る問題に、有害なストレスがどのように関わっているかを知る必要がある。

ACEについていろいろな人と話をするほど、この問題の解決には、ベイビュークリニックよりもはるかに大きな力が必要だと痛感した。フェリッティ博士のデータから、中流階級で大半が白人だった、カイザー・プログラムの参加者の67%が少なくともひとつは小児期の逆境を体験し、8人にひとりが4つ以上体験していることはわかっていた。だが、有病率やオッズ比について書かれた研究論文を読むのと、多くの人に会って話を聞くのとではまったく違う。統計に顔があれば、その数字はずっと重みを増す。ACEや有害なストレスの影響に苦しんでいる男女や子供たちが、問題の本質を知らないまま、さらには効果的な治療法があることを知らずに日々を過ごしていると思うと、本当にやりきれなかった。医師が知らないことは、患者にも伝わらない。一般的な病院で、あるいは社会のどこでもいいが、日々の業務を見ていたら、そこにはＡＣＥ研究など存在していないかのように見えるだろう。実情を知るほど、誰もこの情報を知らないようで、私は耐えられなくなっていった。

その結果、私の主張はますます大きくなった。医療や公衆衛生の会議に参加するたび、うまく話題を引き寄せ、ＡＣＥや有害なストレスについての認知を促そうと積極的に試みた。ベイビュークリニックでの仕事は、相変わらず私を忙殺し、と同時に私の主張に火をくべつづけた。ベイビューに戻ったときの唯一の欠点は、クリニックのキャパが小さすぎるという現実だった。だが急を要する仕事が多すぎて、なかなかそこまで手が回らない。クリニックには処置室が3つと、メンタルヘルスの診療室がひとつと、事務所がひとつある。事務所は私の他にふたりの医師と、研究助手のジュリアが使用していて、全員同時にそこで仕事をするのは無理だった。レンシュラー博士とクラーク博士は交代でメンタルヘルスの診療室を利用していたので、ふたりの勤務時間もずらさなければならない。また提携のクリニックから1カ月に数回、無料検診をしにくる歯科医は、普段はカルテをしまったり運動プログラムを行ったりする倉庫で（日光浴用の折り畳み椅子にそっくりの）「移動式デンタル・チェア」を設置し、歯の検診、クリーニング、フッ素塗布などを実施していた。

病院協議会や地方検事ハリスからの質問――あなたはACEにどう対処しますか?――に答えるためには、私たちの仕事の影響力を判断してくれる研究員が必要だった。有害なストレスは医学的に対処できると、病院協議会、市議会、そして世界を納得させるにはそれしか方法がない。キャリオン博士らのチームは、アカデミックな調査に耐えうる研究を一緒に組み立てようと申し出てくれたが、それにはクリニックに常駐してもらわねばならず、だがうちには部屋の余裕がなかった。私たちはまるでピエロの車に乗ったピエロのようだった。やがて、「二段デスク」という概念が頭をよぎった。広く影響を与えたいなら、厳密な治療を試しに行ってみて、私たちのクリニックだけでなく、どこの小児病院でも通用することを証明しなければならない。

幸いにも、私が支援を必要とするときには、黙っていても察してくれる人がいた。ベイエリアの貧困撲滅を目標に掲げた助成団体「ティッピング・ポイント・コミュニティ」の設立者にしてCEOのダニエル・ルーリーだ。ティッピング・ポイントは私の最大の支援団体のひとつで、ベイビュークリニックの設立に手を貸してくれたり、リーバーマン博士と協力して行ったプログラムに資金を提供してくれたりした。ルーリーは多くの時間を割いてティッピング・ポイントが支援している組織のリーダーたちと面会し、彼らの挑戦や不満に耳を傾け、自分の組織がどんなふうに手を貸したらいいかを理解しようと努めていた。

そうした会合のひとつで、私はあるときルーリーと、マーク・ガリ博士(ベイビューにあるカウンティ・ヘルス・クリニックの医長)と話をしていた。そこでルーリーが私たちに、この地域の最大の問題は何だと思うかと質問した。私はとっさにACEだと言った。するとガリ博士も同意し、彼のクリニックでも逆境と病気のあいだには同じパターンやつながりがあるとうなずいた。ルーリーは、もし資金があるとしたらその問題にどう取り組むかを尋ねた。すぐに私は自分の理想のセンターについて語った――高いACEスコアを持つ子供のために新たなプロトコルや治療方針を作成し、そうした解決策を全国に広める活動に力を注ぐ、と。ガイ博士は熱っぽく、この地域の礎となるセンターをつくる方法をいくつか提案した。話の最後に、ルーリーの脳内で歯車が回るのが見えた。それは常にいい兆候だった。

数週間後、ルーリーから電話があり、ティッピング・ポイントがセンター設立の資金集めに協力する方法を見つけたと教えてくれた。彼らはこのプロジェクトを翌年の慈善事業の焦点にする予定だという。本来なら、限られた予算と目的にかなった明確なビジョンで計画を立てなければいけないところだったが、ティッピング・ポイントが資金調達に手を貸してくれるとなれば、やりたいことをすべて紙に書き出していける。ルーリーの話を聞きながら、私はいつになく黙りこくっていた。これは本当にチャンスだ。今度こそ、問題点だけでなく解決策も盛り込んだ、完璧な準備をするのだ。

ルーリーの電話が終わると、私はすぐにビクター・キャリオンに連絡した。そして有害なストレスに対する予備的治療に必要なものを、徹底的に話し合った。私たちは、患者のために3つのことが行える、革新的な研究室を夢見ていた――予防、検査、そしてACEや有害なストレスの影響を治療すること。包括的なゴールは、わがセンターから発信された臨床科学が、現場の医療を変えることだ。そのためには、3つの柱――臨床、研究、提唱――の相乗効果を狙いたい。臨床では、患者のケアと、現場で有害なストレスを治療するための新たなアプローチ法を見つけ出すことに専念する。研究では、クラーク博士やジュリア・ヘルマンをはじめとする仲間たちがベイビュークリニックで行ってきたこと――最善の治療を求めて文献をあたり、その知識を現場に伝える――を引き継ぐチームを雇う。このチームには、これまで私たちが用いてきた治療やツールの妥当性を一緒に確認し、医学の最高水準に則った治療法を高めていく方法にも目を光らせてもらう。そして最後に提唱。声を上げることで人々の認識を高め、クリニックで判明した解決策を共有できれば、アメリカをはじめとするすべての小児科医が私たちのやり方を取り入れるところを見られるかもしれない。

慈善業界について少し調べたあと、私たちは精力的な児童権利擁護者、ケイティ・オルブライトと手を組むことにしたのだが、彼女は無償でサービスを提供するセンターを自らの手でつくろうとしていた。それぞれの組織が同じ建物に入り、統一戦線として基金を募れば、個々で活動するよりも、潜在的な篤志家たちに訴える力ははるかに増すだろう。

興奮気味に電話で話し、ダイレクトメールの裏に判読不能のメモを書きなぐり、心地よいアドレナリンの放出を何日も何週間もつづけながら、私たちは最終的に「センター・フォー・ユース・ウェルネス〔CYW〕」と名づけたセンターの計画に肉づけしていった。

・・・

約束を守るルーリーは、ティッピング・ポイントの活動でかつてないほどの利益を生み、私たちの夢に資金を提供してくれた。彼らは制作会社に、センターのビジョンを広めるための派手なビデオづくりを依頼し、その主役に歌手のジョン・レジェンドまで起用してみせた。その夜の慈善パーティーは大成功を収め、あまりの非現実性に、興奮と色彩の断片しか覚えていない。私はある委託販売店で手に入れたオスカー・デ・ラ・レンタの黒のビンテージ・ドレスを身にまとい、筋骨格系には地獄だが、履くだけで何でもできそうな気分にさせてくれる、幸運の10センチヒールを履いて出かけた（夕食の席でジョン・レジェンドの隣に座ることになった私は、心のノートに「絶対に靴を脱ぎ捨てないこと」と書き留めた）。パーティーが半分ほど過ぎたころ、ルーリーがステージに上がり、センターの計画を紹介した。例のビデオがルーリーの言葉を補完したところで、入札が開始された。ベイエリアの慈善家やハイテク業界の大物たちがそれに応じ、ほのかに光を発するスティックが暗い室内で上下した。そして気づくと、ティッピング・ポイントは４３０万ドルの寄付を集め、ジェン・レジェンドがステージに立って私の大好きな歌をうたっていた。医師として、人が幸せに死ねないことは知っているが、幸運のヒールでダンスフロアに立った瞬間、それも可能なのではないかと思った。

・・・

計画を進める資金を得たいま、夢を実現するためのステップを考えねばならなかった。共同創設者となったキャリオン博士は、最高のパートナーだった。私たちは治療やリサーチに対するアプローチを徹底的に考えつづけた。カマラ・ハリスとダニエル・ルーリーは、事業の詳細を詰めるための専門家を貸してくれた。資金を手に入れてすぐ、私たちは事業の要点を話し合ったが、430万ドルを3つの組織――ベイビュークリニック、センター・フォー・ユース・ウェルネス〔CYW〕、ケイティ・オルブライトの児童擁護センター――に分配したら、すぐになくなってしまうことに気がついた。ダンスフロアで祝杯をあげたときには巨額に思えた資金も、サンフランシスコのばか高い不動産市場を考えると、建物を買うにも心もとないほどだった。実際、用途に合わせてリノベーションした約2400平方メートルの建物を借り、厳しい連邦基準を満たす医療施設をつくるとなると、それだけで資金をほとんど使いきってしまう。

唸るほどあると思っていた資金が、実はそれほどでもないとわかってがっかりしたものの、それでも事業をはじめるには事足りたし、CYWを世界に誕生させる開業資金としては十分だった。大病院〔CPMC〕の支援があるベイビュークリニックは、これまでどおり、地域の子供の定期健診やACE検査など、現在の処置をつづけていく。そこでACEありと診断された患者がいれば、今後はCYWの臨床チームが有害なストレス治療に特化した総合的なサービス

――メンタルヘルス、マインドフルネス、家庭訪問、栄養に関するカウンセリング、研究によって効果があると判明したあらゆるもの――を提供する。研究チームはデータを追跡し、提唱チームは情報を公表する。子供たちにとって万全な医療施設になるはずのこの組織が、将来のモデルケースになればと願っていた。

ＣＹＷの計画を立ち上げ、資金集めをしてから1年後、ついに事業計画が始動し、建設が許可された。２０１１年8月、私はベイビュー・チャイルド・ヘルス・センターの所長からセンター・フォー・ユース・ウェルネスのＣＥＯに肩書が変わった。当時、「ＣＥＯ」といえばあこがれの肩書だったが、私にとってはそれほどでもなく、というのも、実際のところ私はキッチンを仕事場にしていたからだ。大学を卒業したばかりの未来の弁護士レイチェル・コカリスの助けを得られたのは幸運だった。彼女は事業が正式に始動し、給料を支払えるようになるまで、私のアシスタントとして無償で働いてくれた。引きつづきベイビュークリニックの患者も診ていたが、それも週に1日減らし、所長のバトンは同僚のモニカ・シンガー博士に引き継いだ。私のやるべき仕事は、ＣＹＷの計画に集中し、実現させることだった。大事なチームスタッフを選ぶ作業は、コーヒーショップや自宅のダイニングテーブルで行われた。

・・・

ＣＹＷをはじめるのは、人生のうちでももっとも恐ろしい体験のひとつだったが、手探りではじめたわりには、かなりうまくいっていた。だからだろう、次に起こることに対して、私は何の準備もしていなかった。

まだ何も決まってないうちから（実際まだ、元々あったベイビュークリニックのすぐそばのビルに、賃貸契約の交渉をしている最中だった）市に建築条例《ゾーニングコード》の変更を申請し、私たちの求めるクリニックを建てる許可をもらわなければいけなかった。それはなんてことのない作業のはずだったが、４３０万ドルの資金を持っていることを知られると、ベイビューでおかしなことが起こりはじめた。小さな、しかし頑なな感じのグループ（厳密には6人）が、突如として騒ぎ出し、バリケードを張り巡らせたのだ。なんでもその場所にセンターを建ててほしくないらしく、というのも「有害な埃」で汚染されるからだという。汚染の証拠は何もなかったが、噂だけでも大迷惑だった。私たちはお金を払って環境試験を2度行ったが、いずれも問題はなかった。またサンフランシスコ市の環境課に依頼し、こちらの調査結果を裏づける独立サンプルの鑑定もしてもらったが、やはり「有害な埃」は検出されなかった。それでも相手は引き下がらなかった。開発局から建築の許可が下りると、彼らは訴訟を起こし、そのせいで3カ月の遅れが生じた。私はすっかり頭を抱えてしまった。一刻も早く子供たちを助けたいのに、面倒ごとに巻きこまれて時間とお金を無駄にしているように感じていた。

のちに低収入の地域では、こうしたことは日常茶飯事なのだと知る。地域の誰かがお金を持っていると聞きつけると、そのおこぼれにあずかって生計を立てようとする集団がいるのだ。

そういう人たちは、子供に高品質なサービスを提供することで地域が潤おうが興味はない。自分たちのポケットにお金が入ればいい。彼らはしばしば人種を盾にして問題を起こし、かと思えば、都合よく「コミュニティ・コンサルタント」などと名乗り、多額の料金をふっかけて計画を進める相談に乗ったりする。

お金がないときに「人のものが欲しい」と思う衝動は理解できるが、私たちのほうもお金が有り余っている巨大企業ではなかった。この6人は数字に惑わされていた。たしかにティッピング・ポイントは430万ドルをプロジェクト全体の資金として集めてくれたが、会合に出席していない彼らは、この資金が3等分されたことをわかっていなかった。ビルの建築費と賃貸料を差し引いたら手元にはほとんど残らないし、さらにスタッフにも給料を払わなければいけないのだ。明らかに先の6人は、こちらの資金力を見誤っていた。

ある午後、スタッフのひとりが、CYWがベイビュークリニックの隣に借りた仮のオフィスへやってきた。その手にはビラが握られていて、そこにはこう書かれていた。「虐殺はやめて！(Stop the Massacre!)　バーク医師は私たちの子供で実験をしようとしている！」

私は一瞬言葉を失い、自分が目にしているものをまじまじと見つめた。声に出さないようこらえた悪態が、頭のなかでぐるぐると回る。アフリカ系アメリカ人社会における医療実験に関する非難は、医学界による恥ずべき、非倫理的な黒人の搾取の歴史に基づいているため、想像以上に深刻だ。彼らはそれを承知のうえで、恐怖を煽るようなかつての歴史を呼び起こし、人々が長らく抱いてきた医療に対する不信感を刺激したのだ。彼らが目的のために自分たちのつらい歴史を利用したことに、私は身を焼かれる思いだった。

すぐにインターネットでこの地域の掲示板をチェックすると、近隣の住民が「そのジャマイカ人」を信じてはいけない理由について書かれた投稿や記事を見つけた。自分があれほど動揺していなければ、この事態に笑っていたかもしれない。彼らは人種のカードを切る代わりに、外国人のルートを採用し、私を悪役の部外者に仕立て上げていた。患者や親たちがこうした言葉を目にするところを思うと、胸が締めつけられ、顔が紅潮した。そしてようやく気持ちが落ち着くと、ベイビューで私を知っている人なら、これがまったくのでたらめであることはわかってくれるはずだ、と自分に言い聞かせた。

これまで、彼らの仕かける罠を避けながら、事態の鎮静化を図ろうとしてきた。だが、こうなったら別の角度から攻めるしかなかった。

まずは相手側のリーダー（自然と共に暮らす84歳のチェーンスモーカー）シスターJと一対一で会う必要がある。これまでも患者の両親たちからシスターJの話は聞いていたが、このときまで彼女の「主張」を受ける側になったことはなかった。人生のほとんどをベイビューで過ごしてきたシスターJは、ある意味伝説の人物だった。活動家としての経歴も長く、地域に多大な利益をもたらしてきた。環境問題に立ち向かい、住宅や仕事を公平に与えるべきだと主張した。だが残念ながら、その活動は、地域の利益と個人の利益の境界線がぼやけてしまうことがあった。サンフランシスコ市が、国内最大級の太陽光発電システムの設置を推進しようとしたときも、彼女は計画を中断するよう脅しをかけ、ベイビューの住民に仕事を与えろと主張した。彼女はベイビューの住民のために多くの仕事を勝ち取った一方で、ベイビュー側が譲歩する条件に、彼女の家に無償で太陽光発電システムを設置することを入れていた。また地域の利益になっているのかよくわからないこともあった。サンフランシスコ市が銃の犠牲になる子供を減らす目的で、銃に対する安全対策を施行しようとすると、シスターJは、米ライフル協会が支援する原告団のリーダーになってその法律に反対したのだ。いわく、（国民が武器を保有する権利を定めた）合衆国憲法第2条に違反していると。

私たちのなかにも、彼女に屈して彼女を「雇う」べきではないかと口にする者もいた。私の答えは単純だった。それだけは、絶対に、ありえ、ない。限られた資金を、搾取の悪循環に巻きこまれて無駄にするつもりは毛頭なかった。彼女と会う目的は、私たちのやろうとしていることと、それがいかに重要かを説明することだった。根っこの部分で彼女がこの地域を大事に思っているのはわかっていたから、こちらにそれほど資金がないことや、子供たちを助けるための取り組みをしていることを理解してもらえれば、少しは手を緩めてくれるかもしれないと思ったのだ。

ほどなくして、私は緊張気味にシスターJの家のベルを鳴らした。例の「虐殺はやめて！」のビラをどうにか頭からふり払う。落ち着きと結束を醸し出したかった。やがてドアを開けた彼女を、私は見下ろす形になった。たしかに存在は大きいかもしれないが、実際の彼女は身長150センチほど、柔和な顔に深いしわを刻み、鼻の両脇にちょこんと眼鏡をひっかけていた。女家長のような彼女は、代々家族を守り、その全員に「一族の歴史」を受け継がせる、南部の老女のような雰囲気をまとっていた。礼儀正しく、私を完璧に整えられた居間に招じ入れると、厚いプラスチックカバーできっちりと覆われた長椅子に案内した。

こちらが口を開く前に、「コミュニティの象徴」という肩書が印刷された名刺を手渡された。私は顔を上げ、彼女の顔にいたずらっぽい笑みを探した。どう考えても自虐の冗談だと思ったのだ。だが彼女は、ふたつのカップに紅茶を注ぐと、話しはじめた。

力関係は明白だった。ここまでの一連の所作で、彼女はどちらがボスなのかを巧妙に悟らせていた。その声は、数十年に及ぶ喫煙のせいで枯れていたが、それから2時間、彼女は延々としゃべりつづけた。

ほとんど途切れることなく、彼女は私にその人生を話して聞かせた。その独白が彼女の誠意を伝えるものであることはわかった――彼女が地域のためにしてきたことや、彼女がこの地で尊敬され（恐れられ）ている理由。だが私は、そこに潜む皮肉を思わずにはいられなかった。彼女の人生はACEだらけだったのだ。頭のなかでACEスコアを計算すると、話が終わるころには、7か8になっていた。

ようやく、私がここへ来た目的を伝える番がやってきた。私は患者のなかに認めたもの、この仕事が私にとって重要な理由、そしてこのプロジェクトがベイビューだけでなく、ＡＣＥによって深刻な影響を受けている世界中のあらゆる国や地域の励みになれることなどを説明しはじめた。だがすぐに私の話は遮られ、彼女に取って代わられた。どうやらここで、私に話す権利はないらしい。これはまったく対話などではなかった。私は深く息を吸い、次の手を考えた。だが、私たちのセンターに対する彼女の気持ちを変えるのは難しそうだった。いっそ紅茶を置いて帰ろうかとも思ったが、いや、やはりここはもう少し粘るべきだろう。彼女は私の患者と、センター・フォー・ユース・ウェルネスの夢のあいだに立ちはだかる人物なのだ。彼女はもうしばらく話をつづけると、やがて話の締めくくりにこう言った。

「彼らにはその建物を爆破するつもりだと言ったけど……あんたにそんな仕打ちはしたくない」。そう言うと、くすくすと笑った。

ふいに私の目に涙がせり上がり、頬を伝い落ちた。

それは暗黙の脅しや、期待外れの会話のせいではなく、この集団に向き合おうとしてきた数カ月がまったくの無駄だったとわかったからだ。地域の問題への取り組みに関して言えば、私は対話や、つながりや、共感が力を発揮すると信じている。それなのに、それがまったく通用しない状況にはじめてぶつかってしまった。たとえ私がネルソン・マンデラだったとしても、シスターＪには関係なかっただろう。彼女の話したいことは、彼女の興味があることだけなのだ。

ふたたび彼女が話し出したが、私はそれをはじめて遮った。

「子供のことを考えたらもっといい方法があると思う」。私はそう言うと立ち上がった。彼女が目を細めるのがわかったが、口を開く前にこうつづけた。「シスターJ、私たちの子供はこんな生活を送るべきじゃない」

そう言うと、私は彼女の手を握ってから立ち去った。

・・・

それから数日、眠れない夜がつづいた。ベッド横のテーブルには「虐殺はやめて！」のビラのコピーが置かれていて、横になるたび、私は鼓動が速くなるのを感じた。いったいどのくらいの人がこのビラを見たのだろう？ ここにはまだ顔を合わせたことのない住民が大勢いる。私が本当に子供たちで実験をしていると信じる人がいるだろうか？ ベイビューのような小さな地域では、噂はまるでシロアリのように、あっという間に大打撃をもたらす。いやそれよりも、開発委員会の反応は？ まったくわからない。ベイビューに外部の手が入らないのは、非居住者がこの地域のことを気にかけていないからばかりではない、とわかりはじめていた。たとえ気にかけてくれる人がいても、彼らは心得違いした門番たちが設置したばかげた障害物に対処しなければならないのだ。たとえベイビューを良くしようと思っても、結局あきらめてしまう人の気持ちがよくわかった。

幸いにも、開発委員会の公聴会の数日前、作家でジャーナリストのポール・タフから電話があった。CYW立ち上げの件で混乱が起こる前、彼はニューヨーカー誌に、ベイビュークリニックについて、そしてACEや有害なストレスへの取り組みについての記事を書いていた。どちらかといえば医学雑誌を愛読する者としては、その雑誌に取り上げられることがどれほどすごいことなのか、発売されるまでまったくわかっていなかった。その記事がすべてを変えたと言っても過言ではないだろう。この問題に光が当たったことで、同僚や新たな支援者たちの多くの関心を呼び起こし、私たちの取り組みはメジャーになった。職場まで一緒に歩いたり、病院内で追いかけられたりしながら、ポールと私は何週間、何カ月とかけて友情を育んでいた。だからときどき彼から近況を尋ねる電話がかかってくることがあったのだが、このとき私はシスター・Jの話をまくしたてた。そして悲惨な体験を語り終え、息をついたところで、電話の向こうから含み笑いが聞こえてきた。

「ちょっと、何がおかしいの？」

　ポールの話によると「ハーレム・チルドレンズ・ゾーン」の創始者であり、私のヒーローのひとりであるジェフリー・カナダも、彼の団体が新しい学校とコミュニティ・センターをハーレムの公営住宅の真ん中に建てようとした際に、地域の住民から反対にあったのだという。ポールは、ハーレムに住む子供たちが教育によって将来を変えられることを願って、伝説の教育者ジェフリー・カナダとその組織の取り組みについての本を執筆していた。カナダが反対の声が消えたことに気づいたのは、住民たちがハーレム・チルドレンズ・ゾーンは彼らを助けるための団体で、建物や組織が彼らにとっての財産であると理解したときだった。

「通過儀礼だよ」とポールは請け合った。「きっと乗り越えられるさ。名誉の証と考えればいい」

・・・

ポールと話したあと、私は一歩後ろに下がり、客観的に物事が見えるようになった。すると、ベイビューのような地域特有のトラウマが、ただ親から子へと引き継がれるのではなく、エピゲノムでコード化される様子が心に浮かんだ。人から人へと引き継がれ、社会のＤＮＡに刻みこまれていく。それこそまさに、ＣＹＷの取り組みで打ち破りたいと願うサイクルだった。そう閃くと、この障害は、失敗を運命づける兆候どころか、トラウマによって地域に蔓延した症状なのだと見なすことができた。また、ポールのおかげで、ここの患者や親たちはＣＹＷをつくる計画に心から賛同してくれていることも思い出した。治療に満足した親たちは、親類や友人にこの病院を紹介して回り、いつ医師やセラピストを増やすのかと尋ねてきた。彼らは実際に、地域で役立っている私たちの活動を見てくれている。たしかに一部の心ない集団が開発委員会の公聴会を邪魔してくるかもしれないが、それよりもはるかに多くの住民が、大きくて設備の整った施設のオープンを心待ちにしているのだ。反対意見を心配するより、自分たちの強みに目を向けるべきだろう。

ポールと会話を交わしたあとの数日間、私たちは患者の親や、地域住民に働きかけ、計画が危うくなっているので市役所に集まってほしいと伝えた。公聴会当日、数台の車に乗り合わせて（移動手段がない人にはこちらからバンを差し向けた）住民たちがやって来た。大勢の仲間が仕事を休むことになってしまった。彼らの時間と努力に対する精いっぱいの誠意として、私たちはランチにサブウェイのサンドウィッチを用意した。そして到着した彼らに、この計画の支持を意味する緑のステッカーをつけるようお願いした。公聴会がはじまるころには、部屋は人であふれ、廊下にまではみだしていた。開発委員会の面々は着々と議題をこなし、やがて本題にたどり着いた。何人かが立ち上がり、計画に対する反対の声を上げた。

そして私たちの番がやってきた。

家族が次つぎと立ち上がって証言をした。彼らの話は多岐にわたった。なかには子供を連れてやってきた人もいて、その全員が、家族のために私たちがしたこと、その意味、さらなる支援の必要性などを訴えた。誰かが話すたびに、私の身体の緊張がほぐれ、気持ちが軽くなるのを感じた。途中でチームの仲間を見まわし、わずかに頭をふった。クリニックで個人的な感謝を耳にするのと、公の場でこうした思いを耳にするのはまったく別物だった。この瞬間、私は自分の仕事をさらに深く信じられた。目の前の光景は、成功の予想図だった。ＡＣＥの遺産に苦しむ住民が、くり返される疎外と暴力の歴史によって強固となった障害にぶつかり、それでも子供たちのよりよい人生のために、共に声を上げている。私たちは子供たちのために強力で、重要な仕事をしているのだと、ここにいる家族は証言してくれた。負のサイクルは断ち切ることができる。子供はストリートで過ごすのではなく、学校へ行く。両親は子供と断絶するのではなく、会話の仕方を学ぶ。目の前にいる人々は、自分の家族や地域のために存在し、総体的な治療のプロセスを進めるＣＹＷに可能性を見出したのだ。私は、成功のための最も重要な要素をＣＹＷがすでに持っていることに気がついた――私たちが助けたいと願う、住民たちの信頼と支援だ。

・・・

全員が意見を述べ終えると、開発委員会はＣＹＷに反対する者の起立を促した。立ち上がったのは、わずか４名。

ついで、委員会は賛成する者の起立を促した。一斉に立ち上がった緑のステッカーをつけた群衆は、２００名以上――患者、親、スタッフ、友人、家族たち。それだけでも圧倒されたが、住民たちのたがいを思いやる気持ちに、私はさらに心を打たれた。その瞬間、私はベイビューを内側から目撃し、感じた。それはとてつもなくすばらしい気分だった。

開発委員会が満場一致で計画を受理すると、室内に大きな歓声が巻き起こった。

第9章 ガスリー・テスト

Sexiest Man Alive

ロバート・ガスリー博士の名前を聞いても、たいていの人は胸をときめかせたりはしないだろう。となると、きょうだいによくからかわれたように、やはり私は特殊なのかもしれない。私のなかでガスリー博士は、ＪＦＫジュニアやイドリス・エルバに並ぶ大物だった。「故人か存命かを問わず、ぜひとも夕食を一緒にしたい人物は」と聞かれたら、間違いなく私の短いリストのなかに入ってくる。ピープル誌が１９６１年に刊行されていたかどうかは知らないが、もしされていたなら、新生児検診を発展させたガスリー博士こそ「最もセクシーな男（Sexiest Man Alive）」特集のカバーを飾るべき人物だ。

私が彼のことをはじめて聞いたのは、新生児スクリーニングについて勉強している若い医学生のときだった。新生児スクリーニングとは、長いリストのなかから、甲状腺機能低下症や鎌状赤血球症のような生命を脅かす病気を特定する、重要な検査である。出産を経験した人なら覚えているかもしれないが、出産後24時間ほど経過すると、ラボでこの新生児スクリーニングを行えるように、赤ん坊のかかとから血液が一滴採取される。このテストは、症状が進行して問題を引き起こすずっと前に（甲状腺機能低下症のような）病気を特定し、根本的な原因の治療を可能にする。病気の進行を未然に防げるこの検査は、先進国では標準的な治療法になっている。だが、昔はそうではなかった。

・・・

ガスリー博士は元々がんの研究員だったが、1947年、妻のマーガレットとのあいだに第2子、息子のジョンが生まれると人生が変わった。生まれてほどなくして、ジョンに重大な精神疾患、当時の言葉で「精神遅滞」があることが判明したのだ。何人もの専門家のもとへ連れて行ったが、ジョンの障害の原因はわからなかった。それ以来、ガスリーは精神障害の予防に専念し、1957年には、ニューヨーク州発育遅延児協会（New York State Association for Retarded Children）バッファロー支部の副会長に就任した。翌年マーガレットの姉、メアリー・ルー・ドールが女の子を出産し、愛する妹の名前から取ってマーガレットと名づけた。マーガレットははじめ、本に書かれているような、きゃっきゃっとよく笑う幸せそうな赤ん坊そのものだった。しかし時間が経つにつれ、赤ちゃんマーガレットの様子は変わっていった。徐々に静かになり、対話も減少し、7カ月になるころには発育に遅れが生じ、頭を下に向ける奇妙な癖を示すようになった。心配したメアリー・ルー・ドールが娘をかかりつけの小児科医のもとに連れていくと、医師は「頭を下げる」動作を発作と診断し、「何らかの理由で発達が遅れている」と結論づけた。めずらしい遺伝性疾患であるフェニルケトン尿症（ＰＫＵ）のテストは、当時も行うこともできたが、実施されなかった。代わりに小児科医は、「この子は特定の結果を得るにはまだ小さすぎるから急ぐ必要はない」としたうえで、脳波のテスト[1]を勧めた。

　マーガレットが１歳になると、メアリー・ルーは娘のことをようやく義理の弟に相談した。ガスリー博士はマーガレットをミネソタ大学に連れていくよう提案し、そこでようやくＰＫＵと診断された。ＰＫＵは、酵素の欠乏によって、母乳や粉ミルクなど大半のタンパク質に含まれるアミノ酸、フェニルアラニンを身体が代謝できなくなることで引き起こされる。時間と共に、フェニルアラニンの副産物が体内に蓄積され、ゆっくりと脳や神経系の発達を蝕んでいく。マーガレット・ドールの発作は、このフェニルアラニンの副産物が過剰に蓄積された結果だった。ＰＫＵには治療法があり、しかもその治療には、高額な薬や、埋め込み型医療機器は必要ない。ＰＫＵの神経毒を防ぐには、とにかくフェニルアラニンを含む食品を一切子供に与えないことだ。「この製品にはフェニルアラニンが入っています」と明記されたダイエット・ソーダの小さな文字を読んで、不思議に思ったことがある人もいるかもしれない。この情報はＰＫＵ患者が、彼らの生命を脅かすフェニルアラニンを摂取しないよう配慮されたものである。

　マーガレット・ドールは13カ月目にフェニルアラニン抜きの食事を開始し、徐々に発達の遅れを取り戻していった。18カ月でおすわりができるようになり、２歳半で歩きはじめた。だが心理学者の報告によるとIQは25で、深刻な知的障害を抱えたままだった。[2]

息子と姪による二重の悲劇は、ロバート・ガスリー博士に使命感を抱かせた。早い段階でPKUを診断できれば、フェニルアラニン抜きの食事が、神経への深刻なダメージを防いでくれることはわかっていた。当時PKUは、尿に含まれる有害なフェニルアラニンの副産物の検査など、いわゆるおむつテストと呼ばれるもので診断されていた。だが検査結果が正確でも、[3]そもそも有害な副産物を検出できるほど厳密な検査ではなかったため、のちに深刻な脳の損傷が発覚することもあった。

ガスリーは、血中フェニルアラニンを測定する最適な方法を模索した。そしてがん研究の経験を活かして、数滴の血液で測定できる方法を考案した。血液をろ紙に採血したあと、フェニルアラニンがあると光る細菌の培養液にそのろ紙を浸すのだ。細菌が光れば、本来いてはいけない場所にフェニルアラニンがいることになる。

１９６０年、最初の「ガスリー・テスト」が、知的障がい児の通うニューアーク州立学校ではじめて実施された。その結果、既知のPKU患者だけでなく、これまで検知されていなかった4人の患者を特定した。ガスリーはすぐに、バッファロー小児病院のそばに研究室を設立し、それから2年以上かけて29の州の40万人以上の子供にPKUのテストを実施した。新たなスクリーニング方法は、39人の新生児からPKUの症状を見つけ、早期治療をはじめることで脳の損傷を予防した。さらにこのテストは、PKU患者をただのひとりも見逃さなかった。

・・・

このテストが開発されてから数年後、ガスリーは、退院前にすべての新生児がスクリーニングを受けるべきだと主張した。彼は同志たちと共に、このテストが法律によって義務づけられるよう戦った。やがてその要求が通ると、新生児スクリーニングはさらに拡大され、現在では長期の神経障害をもたらす可能性のある29以上の疾患を特定している。ガスリー・テストは70以上の国で実施されていて、数えきれないほどの子供たちが、天性を生かすのに役立っている。ここまでの話で先ほどのタイトル「最もセクシーな男」がぴんと来なければ、正直、私にはもうこれ以上説明できない。

ガスリーの真の遺産は、スクリーニングを一般化するという先例をつくったことだろう。患者のカルテのＡＣＥスコアを見るたびに、私はそう思う。ＰＫＵを患った赤ん坊を見ても、外見からは遺伝性疾患の兆候がわからないのと同じで、私の診察室を訪れる子供たちも、「有害なストレスに苦しんでいます」というサインを首からかけているわけではない。だからこそ、「一般化」するということは、スクリーニングそのものに匹敵するほど重要なのだ。ガスリーが世界に示したものを忘れてはいけない――簡単に予防する方法があるのなら、子供たちに神経障害の症状が出るのを待っているべきではない。

・・・

センター・フォー・ユース・ウェルネスのオープンから3年後、私はふたたびガスリーの教訓を思い出すような患者と出会った。明るくて早熟な、2歳半になる金髪のライラだ。2015年の秋のある日、私は会議用のテーブルに座り、同僚とお茶を飲みながらカルテを見直していた。CYWでは週に1度、カンファレンスを行っている。この会議では、クリニックで有害なストレスにさらされている危険性が高いとみなされた患者の治療計画について話し合う。このやり方は、ベイビューで必要に迫られてはじめたものだった。

ベイビュークリニックを開業してすぐのころ、私は仕事の多さより（それも相当ひどかったが）患者や家族が陥っている悲惨な状況のほうに参っていた。喘息や感染症の治し方なら習ってきたが、ここの患者たちは吸入器や抗生物質よりも、はるかに多くのことを必要としていた。住む家を必要としていることもあれば、両親の虐待から身を守る必要、あるいは基礎化粧品と同じくらいシンプルなものを必要としていることもあった。ある日、患者の父親から家に泥棒が入った話を聞かされた。父親によると、その泥棒はホルダーのトイレットペーパーまで取っていったという。父親は、また泥棒に入られないよう窓に板を打ちつけた。するとほどなく、喘息を悪化させたその家の3人の子供が私のもとを訪れ、連れてきた父親は真面目な顔でこう訊いたのだ。「先生、窓を板で打ちつけた室内でメタンフェタミンを吸ったら、この子たちの肺によくないんでしょうか?」

同じ週、慢性的な頭痛を訴える7歳の少女が私のもとへ連れてこられた。おじの家から引っ越してきたばかりだというその少女は、ワンルームマンションでいとこ——おじの15歳になる娘——がおじから性的虐待を受けているところを目撃していた。

当時私は、記録用のメモをテープレコーダーに吹きこんでいたが、いま聞いても当時のことが思い出され、小さな患者たちの苦しむ様子に胸が痛む。ときどき自分のオフィスのドアをしめ、机に突っ伏して泣くこともあった。つらい思いをしていたのはもちろん私だけではない。ランチのときや仕事のあと、クラーク博士やソーシャルワーカーのシンシア・ウィリアムズと患者についてよく話し合った。それはストレス解消のためでもあったが、そうすることが有意義だったからでもある。力を合わせて患者を助ける方法を模索するのは、患者のためにも私たちのためにもよかった。

やがて、クリニックでしていることは、スタンフォード大学の腫瘍病棟で学んだカンファレンス（multidisciplinary rounds）と呼ばれるものの、非公式バージョンであることに気づいた。小児腫瘍科には、当然のことながら特別な処置が必要な患者がいる。腫瘍学者のトップ、ソーシャルワーカー、セラピスト、チャイルド・ライフ・スペシャリスト（痛みを伴う処置を乗り越えられるよう子供に寄り添う専門家）、腎臓学者（腎臓専門医）、そのほか必要に応じた専門家が、毎週一堂に会していた。

それは「分割統治」の完璧な実例だった。たとえばあなたが、がんの子供の担当だったら、ものすごく繊細で複雑な状況にいるはずで、すべてのニーズに完璧に対処するのは（医師であっても、そうでなくても）不可能だろう。ベイビュークリニックの患者のニーズも、ケアの複雑さで言えば、たいして変わらないように思えた。そこで、休憩室で愚痴を言う代わりに、シンシア・ウィリアムズとクラーク博士と私は、カルテの山を持ち寄って毎週会合を開くことにし、これをスタンフォード式にＭＤＲと呼んだのだった。

はじめてすぐに、大きな違いを感じた。エネルギーを分散したり、マルチタスクをしたりする必要がなくなり、自分の仕事に専念できるようになった。診察室に入っても、難しい問題を持ちこむ場所があることがわかっていたし、それが患者の健康状態にも影響していることが見て取れた。私はソーシャルワーカーやセラピストを演じる必要はなく、その仕事は、私の治療方針に即した形で、ウィリアムズやクラーク博士に任せればよかった。この結果、患者は適切な医師が診るようになり、さらなるニーズは、それぞれの専門家が対処することになった。

当時は気づいていなかったが、このやり方は、のちにチームで行うケアとして最善の治療方法となっていく。患者の生活が複雑さから解放されたわけではなかったものの、この新たなモデルは患者の回復を早め、ついでにスタッフの（特に私の）士気も高めてくれた。ＣＹＷをオープンした当初、この方法の導入を最優先事項にしたのは大正解だった。

それから数年後、ＣＹＷの会議室を見回した私は誇りと自信にあふれていた。そこにはソーシャルワーカーふたりに、精神科医、臨床心理士、診療看護師、それにさまざまな患者の治療方針をウェブ上で管理するふたりのウェルネスコーディネーターがいた。私は彼らに、ここ数カ月でもっとも予想外の患者となる少女について話すところだったが、私たちが力を合わせれば助けられると確信していた。

・・・

ライラがはじめて診察室を訪れた日、彼女は弟のジャックの付き添いだった。ジャックは耳の感染とひどい風邪で救急外来を受診していて、その日は経過観察のためにやってきた。ジャックの耳感染は生後9カ月で3回目、肺炎の発作も2度ほど起こしていた。両親はこの風邪が肺炎にならないかどうかを知りたがった。ライラは私の息子のキングストン（そう、私はこうした出来事のさなかに夫を見つけて出産していたのだ）と同じ年だった。毎朝着替えさせているときの息子と同じように、ライラが診察室を駆け回り、ませた質問をするたびに私は笑った。

ライラ一家はオハイオからベイエリアに引っ越してきたばかりだったので、ジャックの耳の検査をして、肺の音を聞き終わると（どちらも異常なし）、両親はライラとジャック、両方の定期健診の予約を入れた。彼らはとても魅力的な家族だった。仕事柄、素敵な家族はたくさん見かけるが、なかでも飛びぬけていた。両親のモリーとライアンは若いながらも、子供たちに十分な愛情と思いやりを示していて、ホームドラマの家族に負けないくらい結束は固そうだった。私が診察中に（ジャックの）汚れたおむつに遭遇したときも、慌てておむつを替えたライアンは、本当に申し訳なさそうに謝った。せっせと子供の世話を焼く両親を見るのはなんとも微笑ましいかぎりだった。

2週間後、定期健診にやってきたふたりの子供を見ると、たちまち笑顔がこぼれた。ふたりに会うのを楽しみにしていたのだ。診察室に足を踏み入れながら、私は病歴などの書かれた問診票に目を通した。ジャックに新たな症状が出ていないのは何よりだったが、モリーはライラの成長について心配しているようだった。父親のライアンはこの検診に来られなかったので、娘の状況は母親のモリーから聞くことになった。いわく、ライラが生まれたとき、ライラの身長と体重は25パーセンタイル〔100人中後ろから25番目〕だったが、つづく半年ほどで3パーセンタイルまで落ちこみ、そこから変わっていないという。以前の小児科医から食事についての助言を受け、ペディアシュア（子供用栄養飲料）まで勧められたが、効果はみられなかった。モリーは、ライラがどうしてこんなに小さいのかわからなかった。モリーとライアンの身長は平均的で、ライラには慢性疾患もない。モリーの横で問診票を見終えた私は、ACEスコアのページをめくったところで、危うく声を上げそうになった。

・・・

はじめ、母親は質問の意味を取り違えたのだろうか？　と思った。もしかすると自分のAC

Eスコアを書きこんでしまったのかもしれない。質問票によると、ライラのACEスコアは7で、9カ月の弟のスコアは5だった。

私はいつものように説明をはじめ、モリーが自分の間違いに気づくのを期待した。「新たな研究結果によると、ストレスが多く、トラウマとなるような出来事にさらされたお子さんは、喘息や学習障害のような、健康や発達に関するリスクが増すことがわかっています。だからこのクリニックでは、すべての患者さんに対して小児期の逆境体験に関する検査を実施していま す。あとでこのリストに書かれた10項目を確認していきますが、お子さんがどんな体験をしたかをおっしゃっていただく必要はありません。当てはまる数を確認したいのです。よろしいですか」。私の言葉を聞きながら、モリーは何度もうなずいた。

「はい、大丈夫です」。モリーが言った。

「えっと、ACEをご存知なんですか？」。私は少し驚いて訊き返した。

「いいえ、でも前に何かの記事で読んだときに、そのとおりだなと思ったんです」

モリーによると、子供のACEスコアは実際に7と5だと言う。

ということは、この質問票に書かれたことは間違いではなかったのだ。

そう気づいて、私はみぞおちをガツンと殴られたような気がした。ACEスコアの高い患者には毎日会うし、なかにはまだ幼い子供もいるが、いつもつらい気分になる。けれどライラのふるまいは私の息子によく似ていて、だからだろう、予想外の彼女のACEスコアは余計に私を驚かせた。医師として、彼女に健康問題がある可能性を見抜けたことにほっとする半面、母としての気持ちは沈んだ。ライラをぎゅっと胸に抱きしめて、大丈夫だよと言ってあげたかった。キスで息子のかすり傷を消してあげるように、7というACEスコアも消してあげたかった。でもそれは不可能だ。しかもそれは私の仕事ではない。私にできるのは、ライラのACEが今後、彼女の体内に刻まれないようにしてあげることで、実際、それが私の仕事だった。

ライラのACEスコアから、彼女が他の子供よりも、大人になったときに多くの健康問題を引き起こす可能性があるのはわかっていた。だがそれがわかったところで、どうすればいいのだろう？　フェリッティとアンダは成人後の疾患を調べたが、ライラは今後数十年経っても、そうした病気にはかかりそうになかった。幸いにも、CYWの研究チームが、そのあたりの空白を埋められそうな発見をしていた。

研究チームは、小児期の逆境が子供の健康に与える影響についての研究論文1万6000編以上を見直した。それによると、小児期の逆境はさまざまな子供の病気や健康状態に関連しており、それは幼児期から見られるという。赤ん坊時代の逆境体験[4]は、成長や認識の遅れのほか、睡眠障害に関わっていて、学校に行く年ごろの子供[5]が逆境を体験すると、喘息にかかる割合が増し、（アルブテロールなどの）喘息薬の効果が薄くなり、高確率で（ウィルス感染、耳感染、肺炎などの）感染症にかかり、さらには学習障害や問題行動をはじめ、思春期の肥満、いじめ、暴力、喫煙、10代での妊娠の可能性が上がり、早すぎる性行為などリスクを伴う行動が多くなるという。

私は腰を下ろすと、娘の身体に起こっていると思われることを、モリーに順を追って説明した。

「ライラがこれまで経験してきたことのせいで、彼女の体内で必要以上に多くのストレスホルモンが生成されていて、それが成長に影響しているのだと思われます」

モリーには思い当たることがあるようだった。

「ええ、前の先生とも体重が増えるよう頑張りました。この子の父親はときどき家を離れることがあって、そのときは少し体重が増えるんですけど、父親が戻ってくるとまた減ってしまうんです。家庭内にストレスが多いのは否めません」

「そうなんですね。そのことは前の医師に話しましたか？」

「いいえ」。彼女は答えた。「訊かれなかったので」

ＡＣＥスコアがなければ、ライラきょうだいが、これほど多くの健康や発達に関するリスクを負っているとは誰も思わなかっただろう。たとえば幼稚園で問題行動が生じれば気づいたかもしれないが、その場合も、おそらくＡＤＨＤ（注意欠陥多動性障害）と診断され、投薬治療の道へといざなわれたに違いない。そして行動による症状が出なければ——喘息や自己免疫疾患を発症し、あるいは有害なストレスのせいで免疫にその他の深刻な影響が及んだとしても——根本的な問題は特定されず、治療もされないままになっただろう。患者の転帰を劇的に変えたければ、普遍的な検査をすること。さもなければ「運」に任せるはめになるとは、ガスリーが私たちに示したことだ。運によっては、ライラの容態が悪化してから医師にいろいろ質問されるかもしれないし、あるいは担当医がＡＣＥを知っていて、最初にそれについて質問されるかもしれない。正しい質問や適切なテストがなされるのを待っているうちに、果たしてどのくらいダメージが進行するだろう。ガスリーは知っていたし、彼の義理の姉も知っていた。彼らはＰＫＵのテストが一般に行われなければ、早期治療の機会を失えば、どうなるかを目の当たりにした。だからこそ、１オンスのスクリーニングは、１ポンドの治療に勝るのだ。

・・・

ＰＫＵのケースでは、早期治療が回復に必要だというのは明らかだが、ＡＣＥと有害なストレスではどうだろう。もちろん、明白だ。神経・内分泌・免疫系の発達について、科学は口をそろえてこう言っている――治療は早ければ早いほうがいい（そう、絶対に、断然早いほうがいい）。これはＡＣＥを抱える年長の子供や大人に治療の効果がないというのではなく、治療の時期が遅れるほど、集中的な（そして高価な）治療が必要になり、効果も弱まる可能性があるということだ。早期の治療には、使えるツールが多いのだ。

過去数十年の神経科学の研究は、小児期の逆境が、子供の発達にこれほど甚大な影響を与える理由を説明している。発達の「臨界期と感受期」である出生前と小児期は、絶好のチャンスを提供する。臨界期とは、発達段階においてその時期を過ぎると、ある経験の有無が変えられなくなる時期のことである。[6]臨界期について私たちが知っている知識の大半は、両眼視（両目に入ってきた情報で、奥行きを測り、三次元のイメージを作り上げる能力）の研究からきている。寄り目や弱視など、目のバランスが取れていない状態で赤ん坊が生まれると、三次元のイメージをつくろうとして脳が混乱をきたし、奥行きを知覚する能力が損なわれる。だがその不均衡も7歳か8歳くらいまでに修正されれば、正常な両眼視を発達させることができる。しかし8歳を過ぎると、「絶好のチャンス」は失われ、三次元のビジョンを持つ機会は永遠に失われてしまう（ちなみに新たなデータによれば、両眼視を発達させるチャンスはこれまで考えられていたよりももう少し長く、また、これまで失われるとされていた「絶好の機会」をもう一度取り返すことに焦点を当てたおもしろい研究もある）。脳の視覚野の臨界期を発見して以来、科学者たちは、その他無数の脳回路にも臨界期があることを発見した。

感受期は、環境の刺激に対してとくに脳が敏感になる時期だが、臨界期とちがって「絶好の機会」が完全に閉じることはない。ごく小さくなるだけだ。言語の発達は、神経回路における感受期の好例だ。大人よりも子供のほうが新たな言語を容易に習得できるというのは誰もが知っている。私にはヨーロッパ人の友人がいるのだが、その子供たちは4カ国語を流暢に話す。英語、フランス語、ドイツ語、スペイン語、それぞれアクセントも完璧だ。一方大人になってから、数年間、数百ドルを費やして学んだ私のフランス語は、恐ろしいほど下手くそだ。

臨界期や感受期は、神経の可塑性[7]（脳自体が刺激に応じて配線や組み換えをし直す能力）が最大の時期である。こうした神経や接合部（シナプス）の成長や変化は、けが、運動、ホルモン、感情、学習、思考に対しても反応することがある。私たちの脳は経験に応じて常に変化しているが、概して、これはいいことだ。

神経の可塑性には、細胞とシナプスの二種類がある。シナプスの可塑性とは、脳細胞同士のシナプスをつなぐ強さの変化のことで、その変化は、たとえばあなたの声を囁き声から叫び声に変えるようなものだ。一方で細胞の可塑性は、口々に話をする脳細胞群の変化であり、その違いはひとりの叫び声と、スタジアム全員の叫び声くらいある。シナプスの可塑性が一生つづく（これが老犬でも新たな芸を覚えられる理由だ）一方で、細胞の可塑性は生後数年で完了する。およそ90％が6歳までにその性質を失うが、なかには25歳くらいまで猶予のある人もいる。

脳が発達する仕組みは、ミッキー・マウスや巨大な恐竜の形に刈りこまれたトピアリー（樹木の造形物）に似ている。当然、それらは勝手にそのような形になるわけではなく、剪定されている。赤ん坊は脳細胞が異常に多い状態で生まれてくるので、脳もまた剪定作業を行う。回路にある使わない脳細胞は切り落とされ、使われる細胞は成長して強さを増す。いいものであれ有害なものであれ、いずれの経験も、どの脳経路を起動し、時間をかけて増強していくかを決定する。そういう意味では、文字どおり、初期の経験が脳を形づくっている。

小児期の逆境が、警戒、衝動制御不全、恐怖の増幅、実行機能の阻害などに関連した脳の経路を起動することは知られている。しかし、有害なストレスのリスクにさらされている子供を早い段階で特定できれば、シナプスの可塑性と細胞の可塑性、どちらも高いときに介入できる可能性がある。脳を配線し直すもっとも効果的な方法は、ストレス反応が制御不能になるのを防ぎ、（子供－親心理療法のような）ストレス反応を和らげるような介入を、早い段階で実践することだ。そうすれば、新たに、そして健全に成長する絶好の機会を脳に与えられる。

では、大人である私たちはどうだろう？　新たな学びに関して言えば、いい知らせは、思春期、妊娠、新米の親になるとホルモンの変化が生じ、神経の可塑性が復活することで[7]、これは追加の感受期と考えられている。（男の子が持っている）テストステロンと、（女の子が持っている）エストロゲンや黄体ホルモンは、思春期にまつわる悩み全般（にきび、体毛、胸、月経サイクルなど）を引き起こす性ホルモンである。もうひとつ重要なホルモンはオキシトシンで、これは出産時と分娩直後に母親から高濃度で放出される強烈な「愛情ホルモン」である。こうしたホルモン[8]はいずれもシナプスの可塑性を刺激し、生物学的に学習能力や、環境に適応する能力を高めてくれる。この時期は、特別な治癒の期間であり、充実した経験が「配線される」可能性が高くなる時期でもある。

また、自分でシナプスの可塑性を高めることもでき、睡眠、運動、栄養、瞑想などはすべてその過程を強化する。とはいえ、大人には多少の忍耐と粘り強さが必要で、というのも変化の速度は幼い子供ほど、急激でもなければ速くもないからだ。治療が早ければ早いほど、可能性が高いことはわかっている――幼い子供は誰よりも逆境に弱い半面、早期の介在があればすばらしい治癒能力も秘めているのだ。そしてその生体システムを治癒に利用するのに、手遅れということはないのである。

・・・

ガスリーはなんと3日で、血中フェニルアラニン試験の簡易版を開発した。だが残念なことに、私たちのクリニックでACEの迅速かつ簡易な検査プロトコルを作成するのは、迅速でも簡単でもなかった。2008年から2015年まで、その作成に試行錯誤しながら取り組んできた。ベイビュークリニックでは、まずACEに関する10項目を患者に質問し、それらの情報をカルテに記録することから開始した。このアプローチの問題は、時間がかかるうえに、質問をする側は、患者の感情面を考慮して慎重に誘導しなければならないのだが、大半のかかりつけ医は慎重に導く時間もなければ、そうした訓練を受けたこともなかった点である。もちろん治療の役には立ったが、理想的とは言い難かった。この小さなクリニック以外の医師たちに利用してもらうには、いくらか調整する必要があった。

ＣＹＷのすばらしいところは、ベイビュークリニックの成功の上に築き上げられた点である。スクリーニングに関してもその方向性は正しかったし、材料さえそろえば、臨床および研究チームが力を合わせてツールを磨き、どんな医師も使えるようにするだろう。それには使い方が簡単なことと、エビデンスに基づいていることが必要だった。

数年、早送りをする（汗と涙は流れたが、幸い血は流れなかった）。ライラの母親が記入した検査ツール＝ACEスコアツール〔本書・付録1〕は、最初のころの形式とはずいぶん変わっていた。まず、このツールでは、紙あるいはタブレットの形式にし、私が入室する前に両親が記入できるようにした。次に（これが画期的なのだが）新しいツールでは、ACEに関する10項目の質問をする際に、子供の逆境体験の詳細は求めず、当てはまる数だけを記入してもらうようにした。そしてページの下に医師が合計数を書きこみ、それがACEスコアとなる。私たちは個々のACEが特定されない方法を「非特定」検査と呼び、これはふたつの大きな問題――時間（以前は問題なしと判定するのに時間がかかった）と個人情報の取り扱い――を解決するのに大いに役立った。フェリッティ博士も私も実際に体験したように、医師は患者よりも、虐待やネグレクトの過去を話し合うのを躊躇する。医師は、患者が真実を話さないのではないか、あるいは真実を話しても感情が溢れてそれ以上進まなくなったり、もしくは児童保護サービスへの通報を余儀なくされたりして、患者が不快になったらどうしようかと悩むのだ。非特定検査法は、そうした懸念をすべて取り払った。

また、CYWのACE質問票〔本書・付録2〕の優れたところは、フェリッティとアンダが作り上げた従来の基準を超え、有害なストレスのリスク要因を追加した点にある。こうしたリスク要因は、元来のACE研究で扱われていないことと、病気の確率を示す十分なデータがないことから小児期逆境体験（ACEs）とは呼ばないが、ベイビューでの経験によれば、私たちの患者は、ストレス反応システムをくり返し起動させる次のような逆境に何度も直面している。研究チームは地域の住民（若者も大人も）と積極的にかかわり、日々の生活で何が最大のストレッサーとなるのかを調べた。その結果を受けて、有害なストレスのリスクを高めると思われる要因をスクリーニング検査の項目に追加した。

●地域の暴力
●ホームレスになること
●差別
●里親
●いじめ
●くり返される治療や生命を脅かす病気
●保護者の死
●国外追放や移住による保護者の喪失

また10代の患者には以下の項目も含まれる。

●恋人からの暴言、あるいは身体的暴力
●少年院などへの収容経験

こうした追加項目を別にするのは、科学文献で得た調査結果を適用できるようにしておくためだ。フェリッティとアンダの基準を用いた従来のＡＣＥ研究から、患者のスコアが４以上なら心臓病になる確率は２倍、うつ病になる確率は４・５倍になることはわかっている。この追加項目の本格的な調査はまだはじまったばかりだが、予備的データによると、家庭レベルのストレッサー（従来のＡＣＥ）は、地域レベル[9]のストレッサーよりも健康に与える影響がはるかに大きいようだった。この結果に、私も含めた現場の人間は驚いたが、ストレスの多い地域で育ったが健全な保護者に恵まれた子供は、有害なストレス・ゾーンとは反対の、許容できるストレス・ゾーンにとどまる傾向が高いことをデータは示唆していた。

　ライラの検査結果を見直すと、彼女のスコアは７＋ゼロだった（７は従来のＡＣＥスコアで、ゼロは追加項目のスコア）。これだけわかれば、次にやるべきことは明白だった。モリーが望まなければ、家庭で何があったのか、具体的な話をする必要はなかったが、案の定、彼女はほとんど語らなかった。彼女が語ったのは、夫のライアンがリハビリセンターに通っていて、彼自身小児期の逆境体験があるということだけだった。ライラのＡＣＥスコアを見た私は、心のどこかでその背景にある物語を知りたがっていた。慌てておむつを換えたあの幸せそうな父親が、どんなふうに悪影響を与えているのか知りたかった。目の前の母親のことも、彼女の話も知りたかった。だが仕事に徹するためには、私がそれを暴くわけにはいかなかった。この日の午後に予約が入っている、他の12人の子供のACEテストを滞りなく行うためにも、チームを信じて引き継いでもらわなければならなかった。「非特定」検査によって、ライラの発育不全が十中八九有害なストレスに起因していることはわかった。あとはただ、迅速かつ簡単なやり方で、ライラを正しく治療してあげればいいのだ。

・・・

私はライラのケースをカンファレンスに持ちこみ、子供‐親心理療法からはじめてはどうかと提案した。というのも、（アリシア・リーバーマン博士の直近の教え子である）アダム・モス博士と一緒に、ライラの問題を紐解いていくのは、母親であるモリーが適任だからだ。ライラの治療には簡単なステップが3つあった。最初にしてもっとも大事なステップは、この問題に対するモリーの知識を深め、こちらの対策――ストレスホルモンが成長に与える影響を知ったうえで、モリーが娘のストレス反応を和らげる緩衝材となる方法――を理解してもらうことだった。そのためには、モリー自身のストレス反応をきちんと作動させる方法を教える必要があった。モリーには後日、子供のストレスに対して健全な緩衝材になるための方法を教えてくれる専門家がいることを説明した。2番目のステップは、母と娘を子供‐親心理療法でつなぐことで、3番目のステップは、昔ながらのペディアシュアの服用だ。これは有害なストレスの根本原因を取り除いたあとなら、かなり効果的だと思われた。3カ月を待たずに、ライラの成長曲線は上昇した。

ディエゴに出会ったころのことを思うと、そしてチームでの取り組みをはじめる以前の自分がいかに圧倒されていたかを思うと、これが誰にとっても最善であるのは間違いなかった。あれから7年が経ったが、最初からずっとこの方法で取り組んできたような気がした。それほどにしっくりきていた。

だが残念ながら、しっくりきているからといって、常に医療の現実と歩調が合っているわけではない。医学界の私のもうひとりの「ヒーロー」は、スー・シェリダンという。医師ではないが、ガスリー博士と同じく深刻な障がいを持つひとり息子を抱えていて、その息子の存在を力に変えて、同様の状況にいる家族の代表として精力的に働いている。生まれたわが子が黄疸（新生児の皮膚や目が黄色く見える症状）だったり、あるいはその症状を耳にしたことがある人は多いだろう。光線療法でふたつのライトに照らされた友人の赤ん坊や、その写真を見たことがある人もいるかもしれないが、その様子は日焼けサロンのマシーンのなかに寝かされているように見える。

新生児の60％以上がある程度の黄疸を発症する。その特徴である黄色い肌は、赤ん坊の体内にあるビリルビンと呼ばれる化学物質が増大していることを意味する。ビリルビンは古い赤血球を破壊する際に生成されるもので、肝臓で自然に処理され、体外へと排出される（これが、尿が黄色い理由である）。ところが生まれたばかりの赤ん坊は、肝臓がまだ完全に機能していないため、ビリルビンが増えてしまうことがある。ビリルビンは概して無害だが、あまりに濃度が高くなると、血液脳関門を突破し、脳に損傷を与えることがある。

スー・シェリダンの息子のカルは、生まれた当初は普通の赤ちゃんと同じように、健康でかわいらしい赤ん坊に見えた。だが生まれて24時間と経たないうちに、カルの肌は黄色く変色しはじめた。スーと夫は、黄疸は乳児にはよくある症状だから心配しなくても大丈夫だと告げられ、ビリルビン検査は実施されなかった。当時は目視での外観検査が主流で、小児科医が患者を見て、黄疸の治療の有無を決めていた。ビリルビン濃度を測る血液検査もあったが、日常的に行われてはいなかった。翌日、カルの肌はますます黄色くなり、シェリダン夫妻が懸念を訴えても、やはり検査は行われなかった。生まれてから36時間後に退院することになったカルは、頭のてっぺんからつま先まで黄疸が出ていると言われたが、病院側はパンフレットを渡し、赤ん坊を日光の当たる窓際に寝かせるよう指示しただけだった。パンフレットのどこにも、黄疸で脳が損傷を受ける可能性は書かれていなかった。

退院した翌日、カルは無気力になり、早くも育児に問題が生じた。心配したスーは息子を医師に診せたが、やはり検査はしないで家に帰された。カルの容態は日に日に悪化していった。そしてようやく入院が決まり、光線療法が開始された。だが、カルの黄疸治療は手遅れだった。生後6日目、カルは母の腕のなかで身体をこわばらせると、首を反り返らせて、猛然と泣き出した。のちにスーは、これが核黄疸の典型的な兆候だったことを知る。核黄疸とは、増えすぎたビリルビンが血液脳関門を突破し、脳に深刻な障害を引き起こす症状だ。スーは、神経毒が赤ん坊の脳を侵していくあいだ、防げたはずの悲劇を文字どおり見ていたのだ。これは、彼女を生涯にわたって悩ます[10]経験となる。

核黄疸は稀な疾患だが、つらい病気だ。取り返しのつかない損傷を神経に与えることがあり、カルの場合、それは脳性麻痺、難聴、内斜視、発話障害などさまざまな障害を引き起こし、今後一生誰かの世話にならなければいけないことを意味していた。それだけでも十分つらいのに、新米の母親をさらに打ちのめしたのは、防ぐことができたという事実だった。病院側の一連の不手際のせいで、緊急を要したカルの症状は、脳の損傷が起こるまで認められなかった。

数年後、生まれてきたスーの娘に黄疸が見られると、赤ん坊はただちに検査を受け、光線療法で完治した。カルが抱える無数の障害を防ぐのがどれほど簡単だったかを目の当たりにしたスーは、涙にくれ、ふたたび打ちのめされた。だがそこから、彼女は立ち上がった。1ドル前後で新生児に対するビリルビン検査を一般検診に組みこめるよう、キャンペーンを立ち上げたのだ。スーはさまざまな会議で意見を述べ、医療機関で証言し、核黄疸の子供を抱える母親たちと非営利団体を結成した。スーの話を聞いた大半の人々の答えは、明らかに見えた——検査をせよ、義務化せよ。当然である。だが彼女の活動が、特定の委員会や医療機関を相手に大きな進展を見せた一方で、医学界からは大きな反発を受けていた。

医療検査のガイドラインを作成する医師や委員会のトップは、彼女が「感情的な物語」で方針を変えようとしていると腹を立てた。核黄疸はごく稀な病気だと反論し、すでに多くの心配事を抱えている新米の親たちを警戒させるべきではないと主張した。それに結果論で医師を批判するのも慎むべきであると。患者の安全を謳う提唱者として、スーは科学的な異論よりも、医学界の文化を変えようとしたことに対して反発を受けたようだった。だがスーと彼女の息子にとって、外観検査のような主観的なものに頼る治療は、現に悲惨な結果を招いていた。だからこそ彼女は、簡単なスクリーニング検査をしなかったばかりに大変な目に遭う子供をなくそうと決意したのだ。やがてスーの活動は、医師たちの目を核黄疸に向けることに成功した。疾病管理センターは、各病院へこの症例の上昇に関する警告を出すよう指示し、大規模な病院経営を展開するホスピタル・コーポレーション・オブ・アメリカは、すべての新生児が退院前の検査を受けられるようにした。こうしたスーの活動もあって[11]、米国小児科学会は２００４年、生まれて24時間以内にすべての子供がビリルビン検査を受けられるよう、正式に奨励した。

　医学界の文化にどっぷり漬かっている者として、治療のガイドラインを変える際に大きな抵抗に遭うことも、その抵抗の大半が正当化されることも知っている。だからこそ、ＣＹＷで私たちのスクリーニング法を共有するための対策を施す前に、外部の動向を探り、話を聞いてもらえるようにしたかった。そして同僚の話から、ＡＣＥ検査のプロトコル実施にあたって、問題となりそうな点についての貴重な情報をいくつか知ることができた。そこには洞察力に富んだ懸念や指摘があった一方で、やはり新たな検査プロトコルに対する昔気質の頑固な反発もあった。

医師がすべてのスクリーニングをできないという事実はわかる。大半の同僚と同じく私も、手順どおりに時間をかけて健康な子供の検査をするのはばかばかしく思う。15分かけて、身長と体重を測り、視力と聴覚、成長や発達具合を調べ、食事、睡眠、排せつ、スマホやテレビ画面を見ている時間、鉛系のペンキから、安全対策が施されていない火器にいたるまで、家庭に潜む多くの危険物について質問しなければならないのだ。しかも聴診器を出す前に。そしてその日のふたり目かそこらの患者の診察が終わったあたりから、毎回「お待たせしてすみません」と言っている自分に気づくことになる。

こうした懸念に対するわがチームの対応は、3分以内にすませられるプロトコルを作成することだった。大切なのは、医師に検査の実施を促すだけでなく、検査をする理由、方法、そしてACEを検知したときの対策などをきちんと理解してもらうことだ。そこで私たちは、スクリーニング方法に加え、あらゆる疑問に答えるユーザーガイドを取りまとめることにした。

ライラに出会ったころ、私たちはインターネット上でACE検査の手順を無料公開していた。他人に違うやり方をさせるのがきわめて難しいことは知っていたので、3年で1000回ダウンロードしてもらえればいいと思っていた。だが嬉しくも驚いたことに、わずか1年で15カ国1200以上のクリニックや医師がダウンロードし、あっという間に目標を達成した。実験的にACEの検査をはじめた医師たちに話を聞くと、今後は必ず検査を実施するだろうと口をそろえた。何かが動きはじめたようだった。

他の医師からの前向きなフィードバックを基に、私たちはさらに一歩進めて、検査の仕方、問題のない場合の処遇、そして有害なストレスを抱える子供の治療を迅速に進める手段など、国内の小児科医が一緒に学べるネットワークを構築した。このCYWが主導するナショナル・ペディアトリック・プラクティス・コミュニティ・オン・ACE（NPPC）が、今後ACE検査が健康診断のひとつとして当たり前に行われる日へと私たちを近づけてくれることを願っているし、私はその日が来ると強く信じている。

ACEを抱える患者に、早期の特定、早期の治療が及ぼす影響を長年見つづけてきた者として、ロバート・ガスリーやスー・シェリダンのように、国中の子供たちが平等にきちんとした治療を受けられるようにすることが、自分の使命だと思っている。変化の波が――医師、患者、母親、悲劇――どこからやってこようと、大切なのは患者が適切な治療を受けられることだ。これからもプロトコルを磨きつづけ、早めに問題をキャッチし、傷つきやすい患者を全力で治療しつづけていく必要がある。

第10章 最強の緩衝材

Maximum-Strength Bufferin

子供のころ、故郷のパロアルトからサンフランシスコへ出かけたのを覚えている。パロアルトはサンフランシスコからほんの40分ほど南へ下ったところにある。ケーブルカーに乗ったり、ゴールデンゲート・ブリッジを歩いて渡ったり、世界一急な坂道を車で登って有名な丘まで行ったりと、私たちはサンフランシスコならではは体験を満喫した。サンフランシスコの丘の上はどこも豪奢だが、なかでもパシフィック・ハイツは別格だろう。

スペシフィック・ホワイツ〔特権階級の白人が住む街〕とも呼ばれるパシフィック・ハイツは、私の育った町とは別世界だった。パロアルトにも裕福な人々はいたが、ここはまったく次元が違っていた。母は、車の窓に顔を押しつけた子供たちを乗せ、大邸宅の前を通り過ぎるのが大好きだった。私たちは絶対に車から降りようとはしなかった。

あそこの家々はいつも静かだったように思う。週末に通りでサッカーをする私たちきょうだいのような子供は見かけなかったし、私道で洗車をしている人々もいなかった。窓から大きな音楽が漏れ聞こえてくることもなければ、もちろん、月末になっても縁石に無料の家具が置かれることはなかった。こうした高級住宅地に暮らす人々は、きっとゴージャスでパワフルで、私の知っている人とはまったく違うのだろうと幼心に想像した。

それから20年あまりが過ぎ（具体的な年数は割愛する）、私自身、ドラマ「ザ・フレッシュ・プリンス・オブ・ベルエアー」よろしく、上品な土地で場違いなふるまいをしているのではないかと思うことがあった。成功した企業家と結婚し、仕事ではＣＹＷの資金集めに時間を割くことが増えていた。そしてそのいずれもが、私を、これまで未知に思えた場所や人々のもとへといざなった。

キャサリン・ケリー・ジェイナスもそのなかのひとりである。彼女に初めて会ったのは、２０１２年、彼女がベイビュークリニックへ私を訪ねて来たときのことだった。私たちがこの地域で行っている取り組みについて耳にしたのだという。彼女と、ヘッジファンドの経営で成功した夫のテッドは、私たちの話を詳しく聞きたがった。キャサリンはサンフランシスコにある大手の法律事務所で数年働いていたが、無償の法律家活動（プロボノ）に没頭するあまり、事務所をやめ、自分で非営利団体を立ち上げるにいたったそうだ。熱心な人権運動家である彼女は、最終的に、スタンフォード大学で法律と社会的起業について教えることになった。彼女に会ってすぐ、私は彼女が同じむずがゆさを抱えているのがわかった。精神的にではなく、物理的に。実際、私はそのとき妊娠33週で、彼女のほうもほんの２、３週間早いだけだった。ベイビュークリニックの乱雑な事務所で向かい合わせに座り、私たちは互いに自分の巨大なお腹を掻いた。それから数年、ＣＹＷの話が現実味を帯びると、キャサリンとテッドは頼もしい支援者となり、仕事の面だけでなく、私個人のことも支えてくれた。大きな夢を持つ人々と一緒にいると、ＡＣＥのような、何か大きなことを成し遂げようという自分の気持ちにも拍車がかかった。患者に対する新たな種類の責任感が湧き上がってきた。ほとんどの患者が足を踏み入れる機会もない場所に、私はいた。影響力のある人々が患者に目を向けてくれる方法さえ見つかれば、彼らの興味を引き出すチャンスはあるはずだ。だからキャサリンからすばらしい実績のある女性たちとの食事会に誘われると、私はすぐに承諾した。

食事会の夜、私は遅れていた。最後のふたりの患者に少し時間がかかってしまったのだ。ベイビューから車を走らせること40分、キャサリンの家の近くで駐車スペースを探してぐるぐると回っていた私は、ふとまだベイビューにいるような錯覚にとらわれたが、そこはまったく異なる場所だった。

ようやく、作家のダニエル・スティール家の私道を塞ぐかどうか微妙な所に、駐車スペースを見つけた。キャサリンの家はこの界隈で一番大きいわけではなかったが、それでもとても立派だった。玄関を抜けてリビングへ行くと、みんながワインやスパークリング・ウォーターをすすりながら、街のこの一角からしか見ることのできないサンフランシスコ湾とアルカトラズ島の壮大な景色を楽しんでいた。明らかに私が最後の客だったが、誰も気にする様子はなかった。やがてキャサリンが、食堂の席へと私たちを案内した。

一通り紹介が終わると、ここにいる女性全員が驚くほどすばらしい経歴の持ち主であることがわかった。エンジェル投資家に、元国務省の職員。元職員は退職後、あのコンドリーザ・ライス元国務長官とロバート・ゲイツ元国防長官と一緒に国際コンサルティング会社を立ち上げている。それからサンフランシスコならではのハイテク分野の起業家数人と、私のような非営利団体を立ち上げて世界を変えようとしている女性が何人か。食事の前にキャサリンが、ゲストのひとりキャロラインの、タイム誌に掲載されたばかりの特集記事をみんなに回した。ちなみにそこにいた女性全員、ヴォーグ誌の表紙を飾れそうなほどゴージャスだった。金髪じゃなかったのは私の他にはひとりだけで、いわゆる鼻につくタイプの集団である。あまりに完璧すぎるのだ。

だが話しはじめてすぐに、自分が完璧で貞淑な「ステップフォードの妻たち」〔アイラ・レビンの小説〕と食事の約束をしたわけではないことがはっきりした。ここにいる女性は先駆者で、それを証明する戦いの傷跡をその身に刻んでいた。私たちは組織運営や基金集めについての苦労を論じ、自分の考えを「次の段階へ持っていく」ことの難しさにため息をついた。笑ったり、叫んだり、さまざまことを話しては、テーブルを叩いた。それぞれの仕事術を共有し、CEO、国際的なリーダー、有能な弁護士になるためのヒント、そのうえ正気を保ったまま、いい母や妻になるにはどうしたらいいかを語り合った。その夜の最後には、ハグをして名残を惜しんだ。

うれしいことに、食事会は定期的に開かれることになった。場所と議題は毎回持ち回りで決める。数カ月後に自分の番が回ってくると、私は彼女たちを招待できることにわくわくした。

仕事はまずまず順調だった。不安だったテッド・トーク〔さまざまな分野の専門家たちによるプレゼンテーションを無料で視聴できる動画配信サービス〕への出演も無事終わり、おかげでCYWの努力を広めるために必要な認識や支援を築くことができた。メイヨー・クリニックからジョンズ・ホプキンス大学まで国中を駆け回り、有害なストレスやACE検査の必要性について語った。メッセージが人々の胸に届く一方で、常に煩わしい問題も付きまとっていた。有害なストレス問題が、あたかも貧しい地域にしかないような報道が行われたことだ。「有害なストレス」をグーグル・アラートに設定すると、引っかかる記事はすべて「貧困層における有害なストレス」といったタイトルの記事だった。ひどくもどかしかった。貧しいコミュニティの人々が逆境に晒される確率が高く、それに対処する術が少ないことは百も承知していたが、だからといってこの問題を、貧しい人々やアフリカ系アメリカ人の問題としてくくられたくはなかったのだ。私はくり返しフェリッティ博士の「70％の大学卒業者と70％の白人」という統計を持ち出した。だがその情報は見向きもされなかった。

わが家での食事会の夜、夫のアルノがご馳走をつくるのを手伝ってくれた。ここでいう「手伝う」とは、夫が私に材料の切り方を指示し、その横で彼が料理雑誌の表紙みたいな盛りつけをしていくことだ。彼が忙しく立ち働いているあいだ、私は自分の計画を夫に話した。このいら立ちを彼女たちに相談し、何かいいアイデアを募るつもりだった。

その晩のメニューはトマトとキュウリの冷製スープ、完璧にローストされたチキン、レイトサマー・サラダ。ピノ・ノワールが注がれると、私は例の問題を切り出した。たしかに私たちは順調にメッセージを広めているが、有害なストレスは基本的なヒトの生物学に関する話で、逆境はあらゆる人種、あらゆる地域で起きるという認識が欠けているように感じる。もしこの問題が「貧しい有色人種」問題になれば、すべての子供を助ける機会を逃してしまう、と。私は、低収入の貧しい地域の住人だけでなく、すべての子供にとってＡＣＥ検査が重要だということを医師仲間に理解してもらうにはどうしたらいいかをみんなに問いかけた。

一瞬、全員が沈黙した。だが、いまの話に対して何も意見がないのかと、それよりも、ひょっとしてスープに何か問題があったのかと心配する前に、彼女たちはふたたび話し出した。私はいまの質問をやり手の女性陣に投げかけたのだが、彼女たちは母親、妻、娘としてその質問に答えた。

まずはエンジェル投資家のカラがこう切り出した。「問題は、ほかの地域の事情がまったくわからないってことだと思う。つまり、私の父親はアルコール依存症ですごくひどかったけど、仕事はつづけられていたから誰も知らなかった」

みんなが頷く。

テーブルのあちこちで会話が弾け、10人いた女性のうち半数が、自分の深刻なＡＣＥの歴史を話しはじめた。そのほとんどはベイビューの患者から聞いた話――親の精神疾患や依存症、性的暴行、肉体的虐待や心理的虐待、家庭内暴力――とそっくりだったが、驚いたのは、それがいままで隠されてきたことだった。ここにいる女性たちの成し遂げてきたことや築きあげてきた人生を見て、このなかの半数が子供のころにひどい逆境を経験してきたなどとは、誰も思わないだろう。

やがて、カラがこうまとめた。「一番の疑問は、もし自分が逆境を体験していたとして、それに対して何ができるか、つまり、知っていれば本当に事態を変えられるのかってことじゃない？」

私が無難な答えを口にしようとすると、その前にキャロラインのため息とスプーンを置く音が聞こえた。私は、彼女の北欧のスーパーモデル並みの容姿よりも、そのふるまいに一目置いていた。おそらくこれまで会ったなかで、最も分析力に長けている人物だろう。彼女の脳はまるでコンピュータみたいだった。どんな質問であれ、彼女の答えを聞くと、あらゆるオプションを計算し、少なくとも99・4％の確率で正しい解決策を導き出しているように思えた。その彼女の顔つきが――まさしく彼女らしい様子で――突然変わった。全員が彼女のほうを見た。

「ねえ」と頭をふりながら彼女が言う。「知っていれば、世界は変わるわ」

サラダが取り分けられるあいだ、キャロラインはこんな話をした。

彼女は夫とスタンフォード大学の大学院時代に出会った。芸術にも数字にも強く、文学とコンピュータサイエンスの学位を持っていた彼女は、人間と機械の共生に強く惹かれていた。だから当然、1990年代当時、インターネットと呼ばれる新たな発明によってもたらされた、膨大なデータパターンを見つけることを生きがいとする多くの人々ともうまくやっていた。キャロラインは視覚的なツールの必要性を感じ、データの傾向をより簡単に比較できるよう、研究者が情報を視覚化するのに役立つソフトウェアを時代に先駆けて開発した。ソフトウェアは大当たりし、そこからキャロラインのキャリアがはじまった。キャロラインはスタンフォードの大学院を中退して会社を立ち上げると、ソフトウェアの開発とライセンス管理を行った。ニックという男性と知り合ったのはそのころで、ニックは背が高くハンサムで、情熱的だった。

キャロラインはニックの政治や科学にかける情熱に惹かれ、人工知能が世界を救う未来が必ずやってくるという考えを、何時間も滔々と語る様子を愛した。ふたりの関係はすぐに進展し、数カ月後には同棲、ほどなく結婚した。結婚生活の大半はすばらしかったものの、数年経つと、キャロラインは違和感を覚えた。何かが違う。しかしそれが何かはわからなかった。

だから妊娠が発覚したときも、自分が想像していたような行動は取らなかった。大騒ぎして、急いでニックに伝えることはしなかったのだ。それどころか、夫には告げないでおこうと思ったほどで――妊娠がばれる前に立ち去ろうと、ニックと別れて家を出ようと思ったのだ。その衝動は、裏切りであると同時に正しい行動のように思えた。まだ20代で会社を立ち上げた彼女の前途は洋々で、ニックのことも心から愛していた。物事が順調なときは、本当に幸せだったが、最近はどうもそう思えなくなっていた。

キャロラインがニックに赤ん坊のことを告げると、ニックは大喜びした。ベッドで並んで寝転がるたびに、彼女のお腹を撫でてこう言った。「想像してみて。僕がかわいい男の子と一緒にロボットを組み立てるところを」。ニックは大きなお腹を抱えたキャロラインが椅子から立ち上がるのを手伝い、脱水症状にならないように水を手渡した。

だがカールが生まれると状況は変わった。キャロラインが赤ん坊だけをかまうことに、ニックが不満を覚えはじめたのだ。たいていの母親は知っているように、新生児は母親の世界の中心にいる、世話の焼ける王様だ。赤ん坊以外のことは後回しか、無視することになる。この政権交代が夫にとってつらいことなのはわかっていた。あっという間に退位を余儀なくされ、夕飯をつくりに行く途中でソファの横を通り過ぎる彼女が、彼の髪をくしゃくしゃと撫でる日々は過ぎ去ったのだ。それどころか、疲れ果てて呆然自失気味の彼女は、夫がいつも邪魔をしてくるように感じてしまい、必要以上に母親としての仕事を難しくしているような気がしていた。些細なことも、すぐに大きな口論に発展した。

子供が生まれてからニックの酒量は急激に増えた。元々パーティー好きではあったが、カールが誕生すると事態は急変した。ほどなく職場で問題を起こすようになり、次つぎと仕事を首になった。数カ月が経つと、キャロラインはニックとの時間を楽しむよりも、どうやってけんかを避けようかと、それればかりを考えているようになっていた。あらゆることがニックをいらつかせた。ニックはカールの世話の手伝いを拒み、だからキャロラインが復職する際にはフルタイムの子守を雇った。キャロラインが父親と電話で話しても腹を立て、ようやく時間を見つけて女友達とランチに出かけようものなら、大激怒した。

いつもキャロラインに腹を立てている割には、ニックは彼女が自分のそばから離れるのを嫌がった。はじめ、彼女が夫を置いて友人や家族と過ごすとちょっと塞ぎこむ程度だったが、すぐに最後通告を叩きつけてきた。「あいつらか、俺かどっちか選べ！」。結局キャロラインは、ニックとの面倒を避けて家で彼とテレビを見ているのが一番楽だと結論づけた。そうしていれば、ニックも多少は機嫌がいい。気づくと彼女は何度も言い訳をして、女友達の誘いを断っていた。

カールが生後6カ月を迎え、キャロラインとニックがキッチンで夕食をつくっていたある晩、彼を怒らせる事件が起こった。ポイ捨てタバコが森林火災を引き起こすように、ほんの些細なことが大事件へと発展してしまった。いまではもうきっかけすら思い出せないキャロラインだったが、ニックがあらんかぎりの大声で叫び、キャビネットの扉を叩きつけるように閉めたあの音は忘れられなかった。彼女は黙って身をすくめた。言い返さないほうがいいのはわかっていた。そして彼が叫ぶのをやめてから30秒ほど、キッチンは静寂に包まれていた。すると食堂の一角で、カールが泣き出した。キャロラインが息子を見ると、顔を真っ赤にし、どんな母親の胸も引き裂くほどの激しさで泣きじゃくっていた。キャロラインは身動きが取れないまま、息子のこんな泣き方を見るのは初めてだと思った。そこへ子守りがやってきて、カールを抱き上げ、他の部屋へ連れて行った。

どうしてこんなことになってしまったのだろう、とキャロラインは思った。表面上はうまくいっているようだった。彼女の会社は買収され、シリコンバレーのなかでもトップを争う企業の経営陣に迎えられた。だが、家庭はひどかった。ガレージのドアが開く音でニックの帰宅を知ると彼女はぎくりとし、玄関のカギ穴がガチャガチャと鳴ると身構えた。キャロラインは賢い女性だ。なにしろ何百人というエンジニアやコンピュータサイエンスのプロたちを毎日束ねていたのだ。だから、この状況にも何か打開策があるのはわかっていた。ただ、それが何かがわからなかった。

ごくたまに、ニックと穏やかに過ごせると、彼女はなぜこんなにけんかが絶えないのか、優しく尋ねた。「こんなの普通じゃないわよね？」。するとニックは決まっていずれかの反応を示した。不機嫌が表面下にくすぶっているときは、彼女の友人が自分に敵意を向けるからだと痛烈に批判し、彼らの結婚生活が退屈で情熱に欠けるから、これほど愛し合っている自分たちに嫉妬しているのだと言った。一方で機嫌がいいときは、彼女が「典型的な女性」ではないことをからかった。彼女は頭が良すぎるから、ラブコメ風の妄想じみた関係に惑わされないのだと。それからキャロラインをベイブと呼び、現実の世界ではこうして愛を育むものなのだと言った。笑うこともあれば叫ぶこともあるし、いずれにしても相手が自分を愛していることを知っていれば耐えられる、と。

カールが3歳になってすぐ、キャロライン一家は町の中心地から、美しくも隔絶された大きな新しい家に引っ越した。カールが生まれたときから面倒を見てくれた住みこみの子守りは一緒に来ることができなかった。このころまで、カールは自信にあふれた幸せな子供だった。道で知らない人のところへ駆け寄っていっては、「こんにちは、ぼくカールだよ！」と元気いっぱいに叫んでいた。引っ越し後、キャロラインはカールが内に引きこもるようになったことに気づいた。ほどなく、保育園から電話を受ける。カールが同級生を叩いたと先生から注意を受けたのだ。4歳の誕生日を迎えるころには、保育園側の手に余るようになっていた。彼らはカールにADHDの検査を受けさせるよう主張した。

キャロラインは不安だった。学校での短気に加えて、カールは家でもすぐに泣いたりかんしゃくを起こしたりするようになっていた。さらに心配なことに、突然病気がちになった。カールはいつも健康だった（ずっと母乳で育ててきた）のに、最近になって絶えず風邪を引いたり、腹痛や頭痛を訴えたりするのだ。ひょっとしたら新しい家に湿気が多すぎるのだろうか。

かかりつけの小児科医からADHD検査で有名なクリニックを紹介されると、その病院のベテラン臨床医がカールを診察した。医師ははじめカールと両親を一緒に診察し、それからカールだけを診察した。そしてカールが医療助手と遊んでいる隙に、医師はキャロラインとニックに自分の見立てを伝えた。

「こんな話を聞くのはつらいと思いますが、あなたがたのお子さんは幼少期にあまり守られていなかったようです」と医師は言った。

「どういうことですか?」。キャロラインは訊き返した。

「あの子は心的外傷を受けています。彼にはもっと平穏でストレスの少ない環境が必要です。われわれは、それがあの子のＡＤＨＤ改善の役に立つと考えます」

その後もキャロラインを悩ませることになったこの医師の言葉は、ニックには受け入れられない言葉でもあった。心的外傷を受けている。それが、医師が言った言葉だったが、ニックはＡＤＨＤという単語以外信じようとせず、きちんと薬を処方されたのはよかったが、その他の話はでたらめだと主張した。

カールが多少おとなしくなったことに保育園の先生たちが喜んでくれた一方で、息子がまるで「ゾンビ」のように無気力になったことにキャロラインは動揺した。活発でわがままな息子は影を潜め、薬のせいで満足に食事もできない、ガラス玉のような目をした子供がそこにはいた。他にもいくつか治療を試してみたが、結局は薬に行きつき、やはりカールは薬を飲んだあとにやってくる感覚が気に入らなかった。学校でのカールはおとなしくなったものの、何も学んでいないのではないかとキャロラインは不安になった。

夜中にパニック発作と思われるものが起きるようになると、キャロラインは、問題は自分にあるのではないかと思いはじめた。不眠でドキドキするこの症状は、ニックや夫婦関係のせいではなく、自分のせいなのかもしれない。働きすぎだろうか?　何かの疾患?　それが何であれ、治す必要があることはわかっていたので、原因を突き止めるためにセラピーを受けることにした。診てもらった医師からは運動をして、自分の時間を取るよう指示された。もちろん、そうだろう。彼女は笑った。そのころ彼女は、会社の経営に加えて別会社のコンサルタントも行っていた。だが医師は真面目な顔で、マーケティング会議のスケジュールを組むように、「キャロラインの時間」を予定に入れるよう言いつけた。それからその時間について医師に説明するよう申しつけ、彼女がきちんと自分の時間を取ったかどうか確認するという。しばらく彼女は言われたとおりに予定を組んでみたが、上手くいかなかった。自分の時間を使っては、急ぎのプロジェクトを終わらせた。これが何カ月もつづくと、いよいよ見かねた上司が声をかけてきた。

「私の個人トレーナーを紹介しようか?」と上司は言った。「本気だよ」。

上司の顔を見た彼女は、自分が思っていたより個人的なストレスを隠せていなかったのかもしれないと気づいた。キャロラインは上司の提案を受け入れた。

上司のサポートもあって、会議の合間にヨガの予約を詰めこむのは意外と簡単だった。木のポーズと顔を下に向けた犬のポーズをしている最中に、ストレスがゆっくりと消えていくのを感じた。それからしばらく、夜中に起きる回数は減っていった。しかしすぐに彼女の「自分の時間」がニックにとっての大問題となり、自分勝手だと言って派手に突っかかってきた。彼女が一家のたったひとりの稼ぎ手として、いくら努力しようと関係なかった。彼女は仕事の時間を減らしてカールやニックとの時間を増やすべきで、間違っても、絶対に、家族をないがしろにして容姿を維持するための時間を取るべきではない、と。ニックはインターネットで妻の話を投稿しはじめた。

キャロラインは琥珀に閉じこめられたハエの気分だった。何を言ってもやっても、ニックの態度は変えられなかった。ニックの怒りがカールに悪影響を及ぼすのはわかっていたが、少なくともニックがカールに手を出したことはない、と心のなかで言い聞かせていた。カールの世話を決してニックひとりに任せないようにしなければ、とキャロラインは心に誓った。離婚をすれば親権は共有となり、カールが父親とふたりで過ごす場面を考えただけでもパニックを起こしそうだった。酔っ払ったニックがカールを乗せて車を運転したら？　かっとなってカールに怒鳴ったら？　憂うつではあったが、自分がどうこうの話ではない。キャロラインは息子のそばにいることが必要で、だから何があっても耐え抜くつもりだった。だから、何も変わらなかった。7歳の息子の想像を超える勇気がなかったら、たぶんずっと。

ある日、例のごとく夫婦の言い争いがはじまると、カールはいつものように自分の部屋へは戻らず、戸口に立って父親が母親を叱りつける様子を見ていた。けんかが終わって父親がその場を去ると、カールは母親のそばに行き、両手でその顔に触れた。

「ママ」と、まっすぐ母親の目を見つめて言った。「ここを出よう」。

・・・

2年後、キャロラインは暗い部屋に座り、6人の女性とビデオを見ていた。彼女たちは接近禁止命令を申し立てた見知らぬ母親たちで、キャロライン同様、裁判所が用意した低予算のビデオに自分の状況を重ね、驚いていたに違いない女性たちだった。だがビデオは女性ではなく、子供がメインだった。2階の寝室で口論をしている夫婦をよそに、幼い少女がぼうっとテレビを見つめている。小さな少年は学校で先生に質問されても反応しない。別の少年は妹に襲いかかり、父親が母親にしたように、彼女を殴りつける。キャロラインはビデオを見ながら、それが示唆する当たり前のことを思い出していた――肉体的な暴力を目撃すれば、当然、子供は悪影響を受ける。だが彼女の注意を引き、両手をしびれさせたのは、ビデオに出てきた言葉による虐待や心理的虐待についてだった。

それは子供にとって、ときとして肉体的な虐待よりも深刻なダメージを与えることがある。ビデオには、カールと同じような症状を抱える子供が登場した。そして両親が口論をはじめると同時に泣きだしたその赤ん坊を見て、キャロラインは子供用の椅子で泣いていたカールを思い出した。

キャロラインの頬を涙が伝った。

・・・

数年後、私の家のダイニングテーブルで、キャロラインの涙は消えたが、驚きは消えてなかった。

「長い間、私はそんなふうに暮らしていた」と、頭をふりながら彼女は言った。「それが普通だと思っていた。自分を責めて、ずっと自分に問題があると思っていた。高校のときにあのビデオを見ていたら……」

キャロラインの話が終わると、テーブルを囲む顔には共感と連帯感と、信じられないといった驚きが浮かんでいた。今夜ここにいる女性の多くはキャロラインのことを何年も前から知っていたが、こんな話は聞いたことがなかったのだ。

彼女によると、弁護士から実際に指摘されるまで、それが心理的虐待だと考えたことはなかったという。だがそう言われて突然、夫の行動——叫ぶ、脅す、相手を支配するようにふるまう——の実態が見えたのだった。

「カールの様子はどう？」。キャスリンが尋ねた。

「ずいぶんよくなったわ」とキャロラインが答える。

家を出てまもなく、キャロラインは変化に気づいたという。カールはすぐに怒ったりしなくなり、普段は落ち着いているようだった。キャロラインはもう一度息子を精神分析医のもとへ通わせ、親子ふたりでセラピーを受けたり、個別に話をしたりしたそうだ。だが皮肉にも、カールの変化にもっとも影響を与えたのは、どうやら彼女自身が変わったことらしかった。キャロラインは息子と自分のために、以前よりも時間を割くようになった。昔好きだった絵を描くことや、バレエにまた夢中になると、生活のスピードを落とし、自分を解放できることに気づいた。気持ちが穏やかに、優しくなっていった。カールはそんな母親のエネルギーを吸収した。ふたりでロッククライミングをはじめ、新しいアパートのリビングでヨガのポーズをするようになった。やがてふたりは、ADHDの投薬治療を止めることにした。

薬をやめた当初、カールの問題行動のいくつかは戻ってしまった。反発したり、すぐに怒ったりするようになった。キャロラインは息子のことを理解してもらえるよう、時間をかけて先生に説明した。やがて大人たちは、カールが、何かを書いている途中で不意に別のことに注意を向けたりするものの、最後にはまた最初の作業に戻ることを確認した。数年間活動を抑制されていたカールは、こうした基礎的な能力を学ぶことができなかったのだ。薬をやめて以降、挑戦的な態度が戻っても、キャロライン、教師陣、セラピストたちは見事な協力体制で、カールの問題に対処した。

「正直、カールは有害なストレスにさらされていたみたいね」。私は言った。「カールがよくなったのは納得だわ。だってあなたたちがしていたのは、有害なストレスに対する治療法とまったく同じことだから。まず、逆境を減らすこと。次に保護者の健全な緩衝材になる能力を高めること。あなたが健康を取り戻すのも、大事な治療の一環だったのよ。たとえば客室乗務員が、子供に酸素マスクをつける前に自分のマスクをつけるよう指示するみたいなことね。冗談でも何でもなくて、あなたのストレス反応がおかしくなっていたら、子供のストレスを制御しようと思っても不可能なの。これは知っておくべきとっても重要なメカニズムよ。あなたが外へ出て気分転換していたのは自分勝手なんかじゃなかった。カールにとってまったく正しいことだったの」

キャロラインはうなずいた。「自分を大事にするほど、息子がうまく物事に対処できるようになっていくのを見て、そう気づいたわ」

「強力な緩衝材を持つ子供の回復力は計り知れない」と私は言った。

「そのとおりね。たとえば息子が父親に会いに行って、戻ってきてから何か嫌なことがあったとするでしょう？　最初の数日はすぐにかんしゃくを起こしたとしても、いつもどおりの生活がはじまると、数日で元に戻るの。もっと早くに気づいていればよかった」と頭をふりながらキャロラインは言った。「そうすればもっとずっと早くにあの生活から抜け出せたのに」

「毎日のようにそういう患者さんに会うけど、本当に大変だと思う。あなたもつらかったでしょうね」。私は言った。「まさにあなたの経験した状況こそ、すべての人にスクリーニングが必要な理由なの。だってもしあなたのようなゴージャスな人が診察室に入ってきたら、大半の小児科医は、家庭での逆境の可能性なんて尋ねないわ。そんなこと聞いたら失礼だと思われるかもしれないし、これほど完璧な人が家庭でそんな問題を抱えているはずないって勝手に決めてしまう可能性もある。でもスクリーニングが義務化されていれば、当然実施するし、そうすれば現状が特定できるはずよ」

インターネットの小売事業を運営するエネルギッシュなジャネットが、テーブルの反対側で口を開いた。「ねえ、ちょっといい？　すべての子供に検査が必要なのは当然として、子供のときに逆境を体験した大人はどうなるの？　大人にも治療法はあるの？　実はいま、私の夫のジョシュのことを考えているんだけど」

「もちろんよ」と私は言った。「ストレス反応を配線し直すのに遅すぎることはないわ」

「子供ほど劇的な効果はないかもしれないけど、それでもずいぶん違うはずよ。単純に聞こえるかもしれないけど――一番重要なことは、まず問題が何かを認識すること」

それから私は、これまでの経験からわかったことをみんなに説明した。過度のストレス反応を示す人の多くは自分の体内で何が起きているかをわかっていないため、問題の原因を探り当てる代わりに、症状を追いかけることばかりに時間を費やすこと。だがひとたび何が起こっているかを理解した人々は、治癒への第一歩を踏み出していくこと。有害なストレス対策として患者には、睡眠、運動、栄養、マインドフルネス、心の健康、健全な関係といった、6つのことを勧めているが、これは大人にとっても重要で、これら6つの項目にどのように取り組んでいるかをチェックし、医師に話すことからスタートして、必要なら睡眠、栄養、心の健康の専門家を紹介してもらうといいこと。

他にも、高いACEスコアを持つ大人は健康問題に関する危険度も高く、そのため担当医に、ACE研究について聞いたことがあるかを確認することも重要だと説明した。医師が、ACEスコアや家族の病歴が特定の病気を引き起こすリスクにどう影響するかを説明できれば、予防と早期発見のための計画を一緒に考えていけるだろう。すばらしいことに[1]、現在では統合医療と呼ばれる分野があって、それはすべての人を対象に、最新の科学を用いて健康と幸福の改善に努めている。統合医療のいいところは、ＣＹＷのチームと同じく、多くの分野と提携しているところだ。

　有害なストレスと戦う手段はいろいろある。ヨガが嫌ならロッククライミングか、もしくはランニングや水泳をしてもいい。運動の種類は何でもいい。1日1時間ほど定期的な運動をすることが大切だ。同じように、心の健康に対する治療もいろいろあるが、一番重要なのはそれがトラウマに焦点を当てていることである。理想を言えば、とくに大人は子供の脳ほど可塑性がないので、前述した6項目をできるかぎり実行してほしい。一般的には、6つの項目が満たされるほど、ストレスホルモンが減り、炎症が抑えられ、神経可塑性を高め、細胞の老化が遅くなると言われている。

「もちろん、タバコみたいに炎症を促進したり、細胞の老化を早めたりするものはやめて、アルコールのような神経毒も最小限にしたほうがいいわ」と、ワイングラスを軽くたたきながら私は言った。

「楽しみがなくなる、ってジョンなら言うでしょうね」。ジャネットが笑顔で返す。

「ビールを減らせば、あなたと親密さが増すって言えば頑張れるかも」と私。

「それって運動の項目に該当する？」。ジャネットが訊く。

私は笑った。

「かもね。でも〝健全な関係〟には該当すると思うわ。人間には、自分のことも相手のことも癒せるすごい力があるのに、みんなそれを忘れて、ただ魔法の薬が現れるのを待っているように感じることがあるの。研究によると、子供のころに受けた有害なストレスは、緩衝材となる保護者がいなければ、長期的に脳や身体に変化をもたらすとされている。でも逆に言えば？　ストレス反応をくり返し刺激すればお互いの健康を害するかもしれないけど、人間には癒し合う力も備わっている。たとえば、そうね――このなかで出産のときにピトシン（陣痛促進剤）を投与された人は？」

みんなが頷く。

「それと同じような薬でオキシトシンというのがあるのだけど、それは体内で自然に生成されているの。出産時に大量に放出されるオキシトシンは、子宮の収縮を助けて赤ちゃんを押し出すだけでなく、それ自体が強力な絆ホルモンでもあるから、赤ちゃんが生まれたときにこんなに美しいものはこれまで見たことがないって思うし、その小さな赤ん坊を何があっても守ろうと思うのよ。しかもオキシトシンが放出されるのは出産時だけじゃなくて、セックスのときや、ハグをしたり相手に寄り添ったり、健全な関係があるときにも出ていて、それが実際にＨＰＡ軸――脳と身体のストレス反応回路――を抑制することで、ストレス反応を和らげて[2]、抗うつ効果も発揮している。つまり実際に、自分や他人の生体システムを変える能力を持っているということ。薬なんか待たなくても、私たちはACEの世代間サイクルを打ち破る強力なツールをすでに持っているはずなの」

「前の夫はACEだったと思う、キャロライン？」。キャスリンが尋ねた。

「間違いなく」

キャロラインによると、ニックはコネチカット郊外の裕福な地域で育ったという。父親は医師で母親は評判のいいエンジニア。だがニックの家庭は、本人が見て育ったハクスタブル家〈1984〜1992年にアメリカで放送されたシチュエーション・コメディドラマ『コスビー・ショー』に出てくる主役の一家〉とは違い、どちらかというとホイットニー・ヒューストンとボビー・ブラウンの短命だったリアリティー番組の一幕に近かった。ニックの父はコカインとマリファナの常習者で、両親はニックが10歳のときに離婚している。そして義理の母親が変わるたびに、父親の依存症はひどくなっていった。父親はうまいこと問題を隠し、大きな事件を起こすことなく、長年医師として働きつづけた。しかし家では別人だった。父親と義理の母たちは、ドラッグでヒートアップした口論に明け暮れた。ニックは家での父親のことをいつもこう表現した――イカれている、と。

「そう。それは悲しいわね」。私は言った。「つらいのは、たいていのACEが世代間に引き継がれていくとわかっていること。ニックが自分の体験をACEだと理解していて、そのせいで壊れたストレス反応をどうにかしないといけないことがわかっていれば、あなたにとってもカールにとっても、事態は大きく変わっていたはず」

「愛する人に関わることかもしれないのに、ＡＣＥのことを誰も知らないないなんてばかげているわ。どうやってみんなに知らせればいいの？」

「さっきからその方法を訊いているんじゃない！」

「まずキャロラインがタイム誌に連絡して、次の特集記事を提供すると伝えたら？」とキャスリン。

それを皮切りに意見が飛び交った。みんなの「普通」が自分の幼少期にも当てはまる話から、ＡＣＥに関する認識や教育を改善することで現状を変える方法まで、その内容は多岐にわたった。その夜は大成功に終わったが、それよりも、実際にみんなの話を聞き出せたことのほうが収穫だった。その夜私は、社会的に広くタブー視されている話題を引き出す、ＡＣＥのフレームワークの力を見た。統計的に、自分の周囲にも小児期の逆境体験者がいることはわかっていたが、ベイビュークリニック以外で、ＡＣＥについてこれほど大々的に話したのは、その夜が初めてだった。

冗談半分でいつも言うのだが、ベイビューとパシフィック・ハイツの大きな違いは、ベイビューでは、いじめっ子の正体が実際にわかっているということだ。なにもパシフィック・ハイツの郵便番号９４１１５に、子供を傷つける人物を排除したり、薬物依存症や精神疾患の人を遠ざけたりする魔法の力があるわけではない。ただ、人々がそういう話題を口にしないだけなのだ。

のちにキャロラインに、金持ち層にはどうしてあんなに秘密が多いのかを尋ねると、評判が傷つくのが怖いからだろうと教えてくれた。

「私たちは完璧であることを求められている。あらゆるものを手にしていると思われている。秘密主義者が多いのは、秘密がばれればキャリアに影響するからよ。隠し事をしているからこそ、私たちの生活は守られているの」

・・・

夕食会の後、ＡＣＥを隠すという動きが、経験者の存在だけでなく、逆境は特定の地域だけの問題であるという神話を壊そうとしていたＣＹＷの活動も妨げていたことがはっきりした。キャロラインの勇気ある告白は私の心を動かした。ＡＣＥや有害なストレスは、個人、社会いずれのレベルにおいても、秘密と恥のあいだで大きくなっている。見ようとしないものを治療することはできない。ＡＣＥ検査をすることで、医師たちはそれらの存在を認識している。友人や家族とＡＣＥについて包み隠さず話すことで、逆境も有害なストレスも、人生の一部、あるいは身体の仕組みの一部として、当たり前に受け止められる。

有害なストレスは、ストレス反応が混乱をきたした結果である。これは基本的な生物学的メカニズムで、お金の問題でもなければ、近隣トラブルでも、性格の問題でもない。それがわかれば相手に対する見方も変わるだろう。ただ、同じ生理的反応を引き起こした、異なる経験を持つ人間なのだ、と。非難や恥を除外すれば、他の病気の治療と同じようにこの問題に取り組めるだろう。この問題の本質は、インフルエンザやジカウィルスと同じくらい見境のない、公衆衛生の危機だとわかるだろう。

最後の客が帰ると、私はさっきまでみんながいたテーブルに腰を下ろした。たったいま、大事なことが行われたのだと実感した。ベイビューやパシフィック・ハイツをはじめ、その他さまざまな地域で役立たずな探偵として過ごしてきた幾星霜、ＡＣＥや有害なストレスとの戦いに劇的な変化をもたらすために必要なものを、私はついに突き止めた。あらゆる町のあらゆる井戸を調べてわかったのは、井戸が予想よりも深いということだけでなかった。それらの井戸は、すべてつながっていたのだ。

第4部　革命

第11章　満ち潮
The Rising Tide

キャロラインたちとの夕食会は、ACEの影響と治療法を世間に広めるための、最高のスタートになったようだった。ほどなく私は、有害なストレスに関する国内初の会議で基調演説をするよう米国小児科学会に呼ばれ、さらに8つの政府機関のリーダーたちに説明するようにと、ホワイトハウスにまで招待された。まさに「夢じゃないか頬をつねってみて」状態とはこのことだろう。

しかもACEについて話しているのは私だけではなかった。有害なストレスの影響を特定し対処する必要性を叫ぶ声は、日に日に大きくなっていった。米国立衛生研究所を訪れた際には、米国立小児保健発達研究所の所長アラン・ガットマチャー博士が、私の出演したテッド・トークを見たと言い、「病気の発生起源は医療の未来だ」という彼の信念を話してくれた。こうした展開に私は——めったにないことだが——言葉を失った。ACEについてこれまで話したことがなかった人々までもが、それが生体に及ぼす影響について突然話題にするようになったのだ。

だから2016年夏、ニューヨーク市の会議でACE検査の必要性について語りはじめた私は、科学者、活動家、教育者、政治通など分野の垣根を越えた人々が共に協力し合い、子供たちのために、ACE検査の一般化を実現するだろうと確信していた。ただし問題がひとつあり、それは最近末の息子を生んだ私の身体が、イエローストーン国立公園の間欠泉並みにお乳を蓄えていたことだった。私の講演のあとにも、聞き逃せない話がつづき、司会者が最終ディスカッションに移るころには、胸の痛みが限界に達し、授乳室へと駆けこむ羽目になった。

およそ1時間後、私はようやく息子のグレイ（当時はグレイ坊やと呼んでいた）のお乳200ccを持って席に戻った。最後の質疑応答には間に合うようにと思っていたが、私の前に授乳室にいた女性がひどくのんびりしていた。会議室の後ろから入り、すみませんと囁きながら椅子のあいだを縫っていくと、ふと妙な感じがした。何か悪いことが起きたときに感じる、空気が厚みを増したようなあの感覚——そして残念なことに、それが自分に関係しているような気がした。誰かが意見を述べ終える直前に入室した私は、そのトーンが明らかに緊張していることだけがわかった。それから会議の主催者が立ち上がり、参加者に感謝を述べて、会合はお開きとなった。

私はいったい何を聞き逃したのだろう？

荷物をまとめ、会議に用意されていたワインとチーズを取りに行こうとしたら、その途中でジャネット・ペ＝エスピノーサに呼び止められた。小柄ながら存在感のあるジャネットは、韓国系移民の娘としてカンザスシティで育ち、困難を生き抜いてきた者として当然の自信と、誰よりも世界をうまく生き抜く方法を身に着けていた。その彼女が、何とも言えない顔でこちらへ近づいてくると、私はあなたの味方だから心配しないで、と言う。このときが初対面だったが、ジャネットの評判は知っていた。彼女はナショナル・クリテントン財団という、31の州とコロンビア特別区で若い女性の能力自己開発《セルフ・エンパワーメント》を支援する組織の代表だった。ナショナル・クリテントン財団を知ったのは、彼らが少女たちの困難の根源に立ち向かい、その方法の中心にACEを据えていたからだ。ACEを周知させて貧困、病気、暴力の世代間サイクルを打ち破るというこの財団のやり方は、力強い結果を生んでいると聞いていた。ジャネットは、子供時代の逆境の影響を来る日も来る日も目撃している同志だった。

ジャネットは握手をはぶいてハグをしてきた。

「とても興味深かったわ!」と、後ろに下がりながらジャネットが言う。

「いま授乳から戻ってきたところで——いったい何があったの?」。私は尋ねた。

「みんな怒っていたのよ! ACE検査がどうして危険かっていう話になったのだけど、その理由が、有色人種で低所得者の子供は〝脳が損傷している〟ってレッテル貼りに利用されるからだって」。ジャネットが頭をふりながら答える。「ばかげてるわ。だってこの懸念を訴えている人たちは、誰も実際にACE検査をしていないんだから」

「どういうこと?」。私は落ちこんだ。「これはどこの地域でも起きることだって説明したのに聞いてなかったの？　基本的な生体システムなんだってば」

「ずいぶん誤解があるのよ」。ふいに背後から声がした。ふり向くと、カナダのアルバータ州でACEに取り組んでいる財団の代表、ナンシー・マニックスがいた。ゴージャスなクリーム色のオーダーメードの服を着て、ジャクリーン・ケネディを思わせるダークブラウンのボブヘア姿の彼女は、どこからどう見ても財団の責任者然としていた。今日の会議でナンシーは、アルバータ州中のお偉いさんや医師たちに、脳科学とACE検査を採用するとどうなるか、自らの経験を説いて回ったという話を披露した。彼女の話を聞きながら、私はその手腕に心底感心した。みずから汗を流して働くことを厭わないのは明らかだった。いつか彼女と連絡を取ろうと思っていたので、彼女がジャネットと私のもとに近づいてきたときには驚いた。「アルバータ州にACE検査を紹介したときにも同じ光景を目にしたわ。一番の反発は、ACEを知りもしなければ検査をやったこともない人たちから上がるものよ。『検査をしてみたけど、意味がなかった』なんて声は聞いたことがないもの」

ナンシーとジャネットのおかげですぐに事情がわかった。今日の会合のまとめのなかで、ACE検査を一般化すべきだという私の要請に対して、質疑応答でかなり厳しい批判が上がったらしい。特に強固な反対意見は、不平等の原因を解決しようと、地域の活動家として長年がんばってきた自分たちの活動を差し置いて、私が逆境を医療問題化していると感じた人たちからのものだった。「生物学的決定論」という言葉さえ、印象操作だとして葬られた。

こうした批判はつらいものだが、とりわけ、これまでずっと地域の人々と共に、か弱い子供たちの健康を守ろうと力を合わせて取り組んできた事実を思うと心が痛んだ。子供たちを守りたいからこそ、私はACEや有害なストレスについて学んだのだ。それなのにどういうわけかその部分がすっかり抜け落ち、私は「私たちの子供が脳を損傷しているとサンフランシスコから伝えにきた医者」にされてしまった。シスター・Jによる建設現場の「汚染された埃」の件を聞かされたときと同じくらい、私は混乱し途方に暮れた。

「レッテルについての懸念はわかるわ。でも現実的じゃない」。ジャネットが言った。

彼女はACE検査が大々的に行われた際に起こりうることを実際に経験してきたが、それによるとACEについての情報は、児童福祉機関、少年法に関する組織、若い母親や性的人身売買から生還した女性たちのためのグループなど、クリテントン財団が支援しているさまざまな機関で若い女性に力を与え、変化をもたらしたといい——レッテルを貼ったことはなかった。

ジャネットは、クリテントン財団のプログラムに参加している、18の異なる州から集まった18人の女性や少女たちと、最近ワシントンDCへ行った話を聞かせてくれた。目的はACE検査に関する責任者を教育するためだ。ジャネットがデータを紹介していると、目の前に座っていた女性が頭を下げて泣き出した。ジャネットは、自分がこう思ったのを覚えているという。ああ、これが実際に引き金になる人がいるのだ、と。これまで一度もこうした事態に遭遇したことがなかったのだ。彼女は話を中断すると、みんなに休憩を取るよう告げ、その女性の隣に腰かけた。

「大丈夫？」と、優しく問いかけた。

女性は頭をふった。「違うんです。動揺したわけじゃなくて……いまの話に動揺したわけじゃないんです」

ジャネットは戸惑いながら体を寄せた。

若い女性がつづける。「これはまったく、純粋な喜びの涙なんです」

「喜び？」。ジャネットは訊き返した。

「自分がどうしてこうなったのかわかったから。きょうだいがなぜあんな状態なのかわかったから。母親がどうして私たちをこんなふうに育てたのかわかったから。自分の子供のためにこのサイクルを打ち破れるとわかったし、自分が被害者じゃなくて生還者だってわかったから」

その日以来、この若い女性はＡＣＥや有害なストレスに関するあらゆる資料を読みはじめたという。そしてこの先も長い闘いがつづくと承知の上で、こう言った。「世代を超えて私や家族がここへたどり着いた意味がわかりました。全部を理解するにはまだまだ時間がかかるけど、これからはよりよい選択ができると思います。それに私のことだけじゃなくて、自分の子供たちがＡＣＥスコアで８や９や10を取らないようにしてあげたい」。彼女のＡＣＥスコアは10点だった。

ナショナル・クリテントン財団は、ＡＣＥスコアが自己権利の拡大や支援運動のための最大の手段のひとつだということを、長年かけて発見した。財団の支援している女性たちがこうした情報を得れば、自分たちの人生の文脈を異なる視点で見られるようになる。もう自分を責めることもないし、自分が愚かで間違っていると感じることもない。過去の出来事がいまの自分の気持ちに影響を与えていると知れば、自分に対する見方も治療のプロセスも変わる。自分の身体がずっと異常な環境に対して正常な反応をしてきたのだと理解できる。何人もの人たちが、きょうだいに電話してこう言うだろう。「そう、これが私たちに起きていたことだったの！」クリテントン財団のプログラムに参加している年長の少女たちは、年少の少女たちにACEについてこう話しているという。知りたいと望めば、誰かが教えてくれる、と。

・・・

会話が進むと、今度はナンシー・マニックスがカナダでの経験を聞かせてくれた。それは過度の医療化を懸念する人々の批判についての話だった。そもそも有害なストレスが生理的な問題だという考えに反対する人々がいて、彼らはACEやその影響は人としての、あるいは文化的な問題であって、医学的に診断される筋合いはないのだから、学習の問題は教師に、問題行動についてはセラピストに任せてはどうか、と主張しているそうだ。表明された懸念は「神経科学に頼りすぎている」というものだった。

アルバータ州での経験で、ナンシーは有害なストレスの科学を心から信じるようになり、定期健診のなかでも、とくにACE検査を重要な位置づけにするべきだと考えるようになった。2005年、依存治療のなかで子供時代のトラウマが担う役割を調べている最中に、フェリッティとアンダの研究に偶然出会った。それと前後するように、ハーバード大学子供発達センターの研究も発見した彼女は、有害なストレスの評価にACEを用いることの科学的根拠を確信した。そのころの彼女の仕事は、子供の発達、メンタルヘルス、依存症の分野で、重要な仕事をしている個人や組織を特定することだった。はじめてACE研究を読んだときには、自分が情熱を傾けてきたそれぞれの分野に深いつながりがあることを理解して衝撃を受けたという。

マニックスのチームが認めたところによると、当時、大半の依存症治療は患者の未来に着目すべきだという信念に基づいて行われていて、患者の過去にさほど時間をかけてはいなかった。治療方法も患者によってまちまちで、そのシステムは統一されていなかった。マニックスは、摂食障害、コカイン依存症、性行為の問題を抱えていた17歳の少女を思い出した。彼女の一連の行動が、何かひとつのものに根差した症状である可能性は誰も考えていなかった。その結果、少女はドラッグでリハビリ施設へ、摂食障害で別の病院へ、性行為の危険性については「忠告」を受けた。少女が幼少期に経験した深刻な逆境がこうした症状を引き起こした可能性には誰も気づかず、どの治療も効果がなかった。マニックスのチームはやり方を変えてみた。

まず依存症治療の専門家と患者を集め、方法を説明した。その方法を受け入れる専門家もいれば、反発する者もいた。自分は専門家できちんと治療を行っている――ただ、この患者に効果がなかっただけだ、と。

そこでマニックスは、ＡＣＥの科学をアルバータ州に持ちこむことにした。レッド・ディアという町で、彼女が最初の「触媒会合」と呼んだ会議を開き、臨床医、研究者、議員、教育の専門家を招いた。何人かの有害なストレス研究の第一人者に来てもらい、最新の科学と、わかりやすいたとえ話で初期の逆境が脳の発達に与える影響を説明してもらった。この会合は、町の有力者や医師たちにＡＣＥや新たな科学を理解してもらうための、数年がかりの作戦となった。

このプロセスの一環として、カルガリー大学の研究者がある調査を開始し、複数の診療所から４０００人以上の患者を募って、ＡＣＥ、健康状態、メンタルヘルスについて質問した。最初のＡＣＥ研究同様、83％が白人で、82％が大学卒業者だった。この調査でわかったのは、フェリッティとアンダの結果とほとんど数字が変わらないということだった――アルバータ州も他と同じようにＡＣＥの影響を受けていたのだ。[1] 小児期の逆境体験が多い人は（またしても）高確率でうつや不安の危険にさらされ、その他にも喘息、自己免疫疾患、食物アレルギー、心臓疾患、慢性閉塞性肺疾患（ＣＯＰＤ）、片頭痛、線維筋痛症、逆流症、慢性気管支炎、胃潰瘍など、多くのリスク[2]にさらされていた。

人々は、これまで身近にあると思ってもみなかったＡＣＥの影響の根深さを見て驚いた。そして衝撃から立ち直ると、一緒に解決策を考えはじめた。医師たちは外来患者にも入院患者にもＡＣＥ検査を実施し、議員たちは政府からの助成金を受け取る条件として各機関に、助成金の一部を脳科学の研究に当てるよう通達した。のちにジ・アルバータ・ファミリー・ウェルネス・イニシアチブ（The Alberta Family Wellness Initiative）と呼ばれるようになるこの組織は、初期の逆境や健康について「私たちが知っていること」を「私たちにできること」へ変えることで、カナダ全土に知られるようになる。そしてこの日からナンシー・マニックスは、「神経科学への過度の依存」という偏見に反論し、科学や定期的なＡＣＥ検査に秘められた能力を力説し、よりよい治療のためのよりよいシステムづくりを支援する人々の動員を主張していく。

それぞれ違う道筋を通って、しかし同じ場所へたどり着いたジャネットとナンシーと私は、この問題の同じ根っこに着目していた。彼女たちと一緒にいると、公衆衛生が本当に取るべき対応が、ようやく一致したように感じた。

・・・

だが論争を起こしたその日の会議の内容は、さらなる抵抗を生み出した。私はＡＣＥ検査の実施場所として、一般病院が理想的だと話す一方で、ＡＤＨＤの診断や投薬治療を望む教師たちから私の診療所へたくさんの子供が送られてきたことを話し、有害なストレスの基本的な知識が必要な場所は、医師の診察室だけではないとも伝えていた。この主張が騒ぎを大きくした。のちに聞いたところによると、学校でのＡＣＥ検査が低収入の子供にレッテルを貼り、さらに言えば烙印を押すのに利用されるのではないかと疑問を呈した女性がいたという。

ＡＣＥや教育について疑問に感じたら、誰に尋ねるべきかわかっていた。仲間の医師と、ＡＣＥ研究の第一人者パメラ・キャンター博士だ。彼女の組織「ターンアラウンド・フォー・チルドレン（Turnaround for Children）」は、ＡＣＥや有害なストレスの科学を学校にもたらすべく、先頭に立って戦っていた。

「ターンアラウンド」は10年以上の歴史を持つが、キャンター博士自身は、それよりもはるかに長くＡＣＥの子供たちに向き合ってきた。訓練を受けた精神科医である彼女の専門は子供のメンタルヘルスで、やがてトラウマに晒された子供たちの治療に興味を持った。ロビン・フッド（慈善医療）作戦なるものを独自に開発し、コーネル医科大学の学部メンバーとして、マンハッタンのアッパー・イースト・サイド地区とサウス・ブロンクス地区で実践した――裕福なアッパー・イースト・サイドの病院の給料で生活費をまかないながら、貧しいサウス・ブロンクスの病院で働くというものだ。驚くことではないが（少なくとも私にとっては）いずれの地域でも共通していたのが、ＡＣＥへの曝露だった。彼女は長い時間をかけ、トラウマが原因の発達障害に着目した研究や支援運動に深く関与していく。その結果、２００1年9月11日、「パールハーバー（真珠湾攻撃）」以来となる衝撃がアメリカ合衆国を急襲すると、ニューヨーク市から連絡がきた。

キャンター博士はニューヨーク市教育局から共同パートナーの地位を打診され、ニューヨーク市の公立学校に通う子供たちに9・11が及ぼす精神的影響を調査する研究の着手に手を貸してほしいと依頼された。博士はコロンビア大学公衆衛生大学院の研究者と協力し、メンタルヘルスの観点から、当時最大規模となる、都市の公教育制度を対象にした疫学調査を行った。その研究の一般的な仮説は、爆心地に近い学校に通う子供ほど影響が大きく、多くの援助が必要だというものだった。

研究チームは、トラウマの症状と、各地域の配置を重ねて見られるよう、巨大なトレーシングペーパー上に地図の形でデータを示した。それぞれの紙を重ねていくと、データはまったく予想外の結果を示した。トラウマの症状は、爆心地に集中していたわけではなく、その周囲の中流階級界隈に広く分布していた。だが、最大のトラウマを負ったグループは、最貧困地域とぴたりと一致した。次の地図をめくると、影響が最も顕著だった地域は、最も資源が少ない地域であることも判明した。

このデータを見たキャンター博士は、学校に行き、地図上の点で示された子供たちに実際に会ってみることにした。最初に訪れたのは、ハーレム地区の境にあるワシントンハイツの小学校だった。

学校に入るとキャンター博士は、巨大な校舎へとつづく廊下が暗いことに気づいた。小さな娘の手を握りしめたひとりの母親が立っている。家族の絵も、マカロニの笑顔が貼られた紙の皿も、子供らしいものは一切見当たらない。恐怖と混乱が漂っている。まるで無法地帯のようだった。たくさんの子供たちが叫びながら廊下を走り回っていた。けんかをしている集団もいる――大きな子供たちだ。はじめてその光景を目にしたキャンター博士はショックを受けたが、さまざまな学校を訪問するうちに、こうした年代の、抑制された子供たちのいる学校では、これが普通なのだとわかった。12歳から14歳くらいだろうか、大きな子供たちが幼稚園のクラスのすぐ隣の廊下でけんかをしていた。博士は、毎日ここを通る小さな子供たちの気持ちを想像せずにはいられなかった。

ようやく教室に案内されると、紙飛行機をつくったり、ふざけ合ったりしている子供たちの姿が目に入った。監督している教師は生徒の管理も制御もできておらず、ほとんど、いや誰も勉強をしているようには見えなかった。

町中の学校を数多く訪れ、何時間も話し合った末に出されたこの調査の結論は、幼い少年が描いた絵によって的確に表現された。ハーレムに住む5歳の少年に、9・11に関する気持ちを絵にしてもらったキャンター博士は、最初は予想どおりだと思った――火煙を上げる、ふたつの象徴的なタワー。たしかに描かれていたそれらは、しかし遠くに見える小さな構造物だった。手前には、それよりはるかに大きく、互いに銃を向けている〝棒人間〟の子供がふたり描かれていた。

この絵は、悲しい事実を明らかにした。トラウマの兆候を示す大半の子供たちにとって、9・11は引き金に――地平線上に見えるふたつの煙の渦に――すぎなかったのだ。彼らの症状は、9・11の突然の悲劇で生じたわけではない。はっきりと存在する日常の危険によって生じていた。毎朝の通学で犯罪が蔓延する界隈を通らなければならない慢性的なストレスに加え、学校でもずっと不安を感じていれば、貧困層の彼らは、常に警戒状態にあったと言えるだろう。

町の両側の子供たちを観察したキャンター博士は、ある重要なことに気がついた。爆心地周辺は多くの資源を備えていて、だから大人が効果的な緩衝材の役割を担うことができたし、子供たちのストレスを危険ゾーンから遠ざけ、許容範囲内にとどめておくことができたのだ。この悲劇の瞬間、爆心地付近の子供はたとえ深刻な状況であっても、教師であれ、宗教指導者であれ、祖父母であれ、コーチであれ、自分を安定させてくれる多くのクッションを備えていた。

調査を通じてキャンター博士が目にしたものは、貧困そのもののせいで、たとえ思いやり深い両親であっても、子供を守るべき緩衝材の役割をうまく果たせなくなるという事実だった。貧困層の子供はより大きなトラウマを負うだけでなく、家族全員がさらされている日々のストレスによってよりどころが制約されるため、さらに多くの有害なストレスを抱える傾向がある。これが、学校で活躍したり学んだりする能力に影響を及ぼしている原因だった。そしてこれこそが、キャンター博士が病院をやめ、脆弱な子供たちの助けとなる解決策を生み出すために、専念しようと思ったきっかけだった。

初めてワシントンハイツの小学校に足を踏み入れたキャンター博士は、たちまち激しい怒りを覚えた。精神科医として、子供たちのトラウマの症状に気がついたからだ。ひとりやふたりではない。学校全体だった。トラウマと聞くと、貧しい子供の通う典型的な公立学校でも、そうした支援が必要な子供は10％から15％くらいだと思うのが普通だろう。博士自身もかつてはそう思っていた。だが多くの学校を訪れてわかったことは、個別に精神的な支援を必要とする子供の割合は比較的少ないとしても、いまの教育環境以上の何かを求め、きちんと学びたいと望む生徒の数ははるかに多いということだった。

9・11のあと、大半の学校が突然のトラウマ体験に応じた支援を実施することの重要性を本質的に認めている一方で、日々抜け目なく猛攻をしかけてくる慢性的な逆境が学びの力をそいでいる、という隠れた問題に取り組んでいない。ターンアラウンドは、そういう認識のもとで設立された。キャンター博士のチームはまず、逆境と学力の関係性を人々に説いて回った。しかしこれだけの研究を示してもなお、ぴんと来ない教育者が大勢いた。次にターンアラウンドは、学校をどう支援したら、子供たちがストレスに対処し、学力を向上できるようになるかを考えなければならなかったが、これも簡単な仕事ではなかった。

医師であるキャンター博士は、神経生物学の観点からこの問題にアプローチした。子供が学校で集中して学べるようになるには、前頭前皮質（指揮者）の働きを活性化する必要があり、つまりは扁桃体の警報をオフにしなければならない。安全と安定が解決への重要な要素になる。だが、子供たちが家や地域でのストレスフルな経験を教室に持ちこみ、教師や他の学生と問題を起こしているような状況で、どうやって教室に安全と安定をもたらせばいいのだろう？　キャンター博士らは、多くの子供たちが、扁桃体の警報を常に臨戦モードにし、コルチゾールを過剰に分泌していることを知っていた。しかも、有害なストレスに対する自然の解毒薬――ストレス反応を軽減してくれるまともな保護者の存在――が非常に少ないことも知っていた。

ターンアラウンドはまず、科学の力を使って、学校の方針や実践方法を周知した。メンタルヘルスの専門家やソーシャルワーカーを学校に常駐させ、家族が簡単に利用できるような支援システムを構築した。そして校長をはじめ、学校の職員から教師ひとりひとりにいたるまで、学校中のすべての大人を訓練した――というのも、逆境が引き起こすトラウマ的影響は、学校全体に関わることだとわかっていたからだ。ひとりの子供の反抗的な行動で、しばしば授業が混乱する場面は目にするが、それが30人ともなればまさに一触即発状態で、授業どころではなくなってしまう。

多くの学校にとって何より難しいのは、それぞれの子供に必要なことと、学校地域の安全のバランスをいかにとるかという規律だった。昔ながらの学校の規律と言えば、速やかな懲罰で（違反すれば、停学か退学処分）、それによって多くの子供たちが教室での貴重な時間を失っていた。ターンアラウンドはそのやり方を見直し、まず調節不全のストレス反応に対処してから手元の問題に対処するという、生体システムとの連携を目的に作戦を立てた。これはたとえば、ストレスを感じた生徒に、静かに内省できる空間へ避難させたり、無言で10秒深呼吸するよう勧めるなど、シンプルな方法で生徒によりよい選択を促すというものだった。

このやり方は、学校文化に多大な影響を与えた。２０１１年から２０１４年の3年間で、ターンアラウンドと提携していた学校の停学者が半数になったのだ。教室の雰囲気、生産性、取り組む姿勢の数値は20％以上跳ね上がり、深刻な事件は42％減少した。キャンター博士らはその実績を手に、ニューヨークからワシントンＤＣ、ニューアークへと、ターンアラウンドを広げていった。

それでもまだ、ひどくもどかしい問題が残されていた。科学的には、これまで見てきた前向きな結果が学習の改善へとつながるはずだったのだが、学校の文化や雰囲気が改善されても、成績の問題だけはどうしても改善されなかった。いったい何を見逃しているのだろうと、博士たちは頭を悩ませた。学校のトップと面会し、データを見て、他の組織の取り組みから学ぶべく、教育関係の会議に足を運んだ。

ようやく進展を見せたのは、解決策の見方を変えたときだった。キャンター博士は、教育者たちがひとつの取り組みだけを問題の解決策として提示するのをしばしば目にしてきた。だが教育界に15年間身を置いてきた彼女は、責任や評価も、期待も、各教室に優秀な先生がいることも、すべて大切だということを知っていた。

博士はふと、医療において「これだ」と思われる解決策を言い当てる訓練を受けてこなかったことに気がついた。研修で身に着いたのは、目の前の症状をどう説明するか、ということだった。そして答えはいつもひとつではなく、もっと複雑なものだった。そう、ターンアラウンドは、問題に対する包括的な理解に基づいて介入するべきだったのだ。学校に通う子供たちが、学びの場で身体的にも感情的にも安心感を抱けることはきわめて重要だし、と同時に、逆境は学ぶ意欲に関わる能力に影響を及ぼすため、子供たちの学ぶ意欲を高めることも同様に重要である。こうした多方面からの取り組みこそ、彼らがやるべきことだったのだ。

「生徒の成功」に関して言えば、多くの学校システムが、数学や科学を指導するのと同じくらい、努力や根性を教えるのも大切だという認識にどっぷり浸かってきた。キャンター博士のチームは、一歩先へ進んだ。発達神経科学によると、子供は努力や根性、あるいは数学や科学を学ぶ前に、健全なつながり、ストレスの対処法、そして自己抑制の基本を身に着ける必要があるという。健全なつながりとは、リーバーマン博士やレンシュラー博士が、シャーリーンとニア親子と懸命に取り組んでいたものだ。正常であればそのつながりは生まれた瞬間からはじまって、相手への信頼や互いの関係性を学ぶことからその基礎が構築されていく。貧困環境のもと、経済的あるいはその他の不安要素によるストレスを受けた家族のもとで育った多くの子供にとって、健全なつながりや安定した養育を手に入れるのは非常に難しい。家庭が混乱していたり、地域で暴力が蔓延していたり、貧困に押し潰されそうだったり、ドラッグ、アルコール、精神疾患などで朦朧としていたりするなかで、家族は子供に安心と安全を与えるために、とても困難な状況と向き合ってきた。

キャンター博士は、自分たちの構築したモデルの前提が間違っていたことに気がついた。だから部分的にしか効果がなかったのだ。教育面で成功を収めるには、正しい教材を与えることが重要なのではなく、タイロン博士のオタマジャクシ同様、それらの教材をどのタイミングで、どういう順番で、どのくらい与えるかが重要だったのだ。

そこでターンアラウンドは、「ビルディング・ブロックス・フォー・ラーニング（Building Blocks for Learning）」と呼ばれる枠組みをつくり、つながる力、ストレスへ対処する力、自己を抑制する力など、基本的な力を子供たちに身に着けさせ、そのあとで学習に関するさまざまなスキルを学ばせた。学び手の生体システムに沿ったやり方でそれらのスキルを確実に向上させたターンアラウンドは、「充実した環境を与えるだけでは、子供の学びを十分に〝加速〟させることはできない」という、ここ数十年、神経科学が伝えてきた考えを、その基盤に据えていた。他にも、支えとなるつながり、ストレスへの対処、自己抑制によって「ブレーキ」（認知機能に関する扁桃体の抑制効果）を解除する必要がある。こうした取り組みをつづけていけば、やがて逆境を抱えて生きる子供たちのために、ついに頑固な成績問題を解決できる日が訪れるかもしれない。実際、ブロンクスにあるターンアラウンドの提携校では、同じ地区にある他の学校よりも数学や国語の点数がよくなってきているという。

ターンアラウンドは、ＡＣＥを抱えた子供たちを間違っても非難したり選別したりせず、単にそれぞれが発達のどの段階にいるかを見極め、有害なストレスに関する科学的知識を駆使して元の軌道に戻す手助けをする、という手法を採用している。ＡＣＥを抱えた子供たちがどの段階でつまずいているかを知ることが、教室で何からはじめるべきかを知る第一歩なのだ。

学校への取り組みに関するキャンター博士の話は、私が知る有害なストレスについての情報と完全に一致した。私は、教室での学習や行動に深刻な問題がある、ベイビューの子供たちのことを思った。ACEはアメリカにおける公衆衛生の危機の根本原因であるだけでなく、公教育の危機の根本原因でもあったのだ。

ACEは医療問題を根っこに持つ健康危機かもしれないが、その影響が生態以外にも及んでいるのは明白だった。有害なストレスは、どうやって学び、親になり、家や職場で過ごせばいいか、また地域で何を生み出すかにも影響するし、自分の子供、将来の稼ぎ、自分に何ができるかという概念そのものにも影響を及ぼす。脳細胞のひとつが別の細胞につながるというたったこれだけのことが、最終的には家族、学校、職場、そして刑務所といった社会全体の細胞に影響を及ぼしていく。

ナンシー・マニックスとジャネット・ペ＝エスピノーサ、そしてパム・キャンター博士はこうした新たな考えを取り入れ、仕事に融和させることで、自分たちの関わる地域に突破口を開いてみせた。反発や拒絶をものともせず、ムーブメントの先頭に立ち、ゆっくりとしかし確実にACEを周知させる方法を広めていった。

私は、彼女たちと連絡を取りつづけること、その成功（や失敗）から学ぶこと、できることがあればどんなことでも手を貸し励ますこと、と心のノートに書き留めた。小児科の垣根を越えて、公衆衛生の真のムーブメントとなりつつあるこの動きに、私は励まされる思いだった。

とはいえ、まだ油断はならない。今回の会議での話が、あっという間に思わぬ方向へ進んでしまうとも限らない。この会議で本当に理解すべきは、なぜ嫌悪されるのか、ということだった。

・・・

数週間後、私はまたしても搾乳器を荷物に詰め、どうしても外せない会議に向けて荷造りをしていた。ホワイトハウスとゲイツ財団主催のこの会議は、カリフォルニア大学サンフランシスコ校で行われることになっていて、少なくともそれほど遠出しなくていい。キスと一緒に息子のグレイを夫に渡して玄関を出ると、最近出席したどの会議よりも、自分がこの会議を楽しみにしていることに気づいた。スピーチをしなくていいことも贅沢に思えたし、ゆったり座って、わくわくするような新たな研究やデータを堪能できる。

プレシジョン・パブリック・ヘルス・サミット（Precision Public Health Summit）の議題は、生まれてから最も重要となる1000日間、子供たちの条件を平等にするために、高精度医療を公衆衛生の分野でどう使うべきかを話し合うことだった。つまり、私にうってつけの議題である。議論は多岐にわたったが、おもなテーマは、科学者と、彼らが助けようとしている地域の協力関係の重要性についてだった。地域側の協力者として話すのは、サンフランシスコにあるブラック・インファント・ヘルスプログラム（ＢＩＨ）の代表者ジェニー・ジョンソン氏である。

この組織は、アフリカ系アメリカ人コミュニティの母親と子供の健康状態の改善を目的としていて、当然私たちの目的とも重なっていた。ベイビュークリニックが開業する前から、私はジェニーに誘われて、ベイビューのＹＭＣＡでＢＩＨが主催する赤ん坊の健康についてのクラスを担当していた。その何年もあとに、こうしてＢＩＨのすばらしい取り組みを会議で見られるのはうれしかった。

しかしすぐに、科学と地域いずれの世界にも精通している者として、私は目の前に漂う緊張感に気がついた。ジェニーの隣に座っている研究者と統計学者が、バイオマーカーやデータセット、データの収集とプライバシー保護の難しさについて話す一方で、ジェニーは自分たちのところにいる母親や赤ん坊のこと、地域の貧困と社会的逆境に関する日々の現実について熱っぽく話していた。そして黒人女性に対する尊厳について語りはじめた彼女は、「尊厳」という単語を発するたびに手を打ち鳴らし、一言一句を強調しながら次第にヒートアップしていった。研究者にとって数字は人だが、脆弱な家族に仕える人々にとって数字は、現実をくらませるものなのだ。

やがて彼女が観客に向かって話しはじめると、その熱い口調に、会場内の３００人を超える科学者は、そろって肩身の狭い思いをするはめになった。ジェニーはある夜、行く当てがないからと、スーツケース１個に所持品すべてを詰めこみ、赤ん坊を背負ってプログラムにやって来たひとりの母親の話をした。こういう人々に主眼を置かず、彼女たちを救ってくれない科学について語る彼女の声は、痛みと怒りで高くなっていった。

「一緒にコミュニティを助けてくれる治療薬はいったいどこにあるのでしょう？　サンフランシスコのアンティオキアから私のプログラムに通っている家族がいます。72キロも離れたところから。この家族を助ける方法は？　マーティン・ルーサー・キング牧師は言いました。あなたと同じ水飲み場で私が水を飲んだところで、アメリカは何も支払う必要はない。私がバスの前の席に座ったところでアメリカは何も支払う必要はない、と。しかし平等な教育、仕事、住宅を手にするには、何らかのコストがかかるでしょう。だから私たちはここにいるのです。これは崇高な集会です。しかしここにいない一団がいます。なぜなら、彼らのストレスに対処するための治療薬を私が持っていないからです。ここには薬も、彼らを助けるリサーチ・クエスチョン（研究上の疑問）もありません。私たちはストレスについて話しては、研究しようと言うけれど、黒人が重視しているのは人間関係です。みなさんもわかっているはずです。彼らを議題の俎上に載せ、他の人たちもこの場に連れてくる必要があることを。とくにこの話に関係のある人々を。これが私にとって500回目の会議になりますが、ここに彼らの姿はありません」

しばらく会場は静まり返っていたが、やがて相反する感情が私を支配した。私はこの議題における多様性の欠如と、行き場のない若い母親たちに心を痛めたジェニーの怒りを感じた。彼女の言い分の大半には同意できたが、しかしストレスの影響を受けた人々がここにいないという主張は、まったく間違っていた。私は事実として知っているのだ。一瞬、夫の顔が頭に浮かんだ。その表情は警戒して張り詰め、歯を食いしばっている――これまで見たことのないような恐ろしい顔だった。

・・・

それは2014年のグレイが生まれる前のこと、私たち家族はネバダ州のタホ湖でレストランの席が空くのを待っていた。トイレから戻ろうと角を曲がったところで夫の顔が見えたのを覚えている。怖い顔をしていた。まるでスローモーションになったみたいに、私はそのときの様子を逐一見て取ることができた。彼の身体が引かれた弓のように張りつめ、全エネルギーがいまにも放たれようとしているようだった。拳がきつく握られ、そして緩む。上腕に走る太いミミズのような血管が見えた。夫は両目をきょろきょろと動かし、レストランの前のベンチでいつものように無邪気に遊ぶ3人の息子を見つめていた。当時まだ2歳だったキングストンが、継子である11歳の双子のペトロスとパウロスをベンチから降ろそうと押していた。笑いながら押すキングストンに、ほら、もっと強くと双子が煽っている。ふと夫のアルノの視線を追うと、頭を剃り、つま先に金具の入った安全靴を履き、灰色がかった青い蛇のタトゥーを首に入れたふたりのたくましい白人男性が目に入った。男たちは3人の息子を睨んでいた。私はすぐにアルノが臨戦態勢にあることに気づき、心臓が止まりそうになった。

ちょうどそのときウエートレスに名前を呼ばれ、〝森をさまよう凶暴な熊〟から運よく離れることができた。だがあの瞬間の夫の、自分の息子を睨む男たちを見つめながら躊躇なく戦いに臨もうとしていた様子が、ふたつの理由で心に焼きついていた。ひとつは黒人の子供の父親として、夫はストレスに対する余計なリスク要因を抱えているということだ。黒い肌や茶色い肌でアメリカに暮らしていると、そもそもの脅威やストレス要因が増え、つまり、より態の多い森の一角で暮らすことになる。人種を語るのは決して簡単ではないが、いろいろなリスクにさらされているのは確かで——ジェニーの主張の大部分であるそれに関しては、彼女が正しい。

だがタホ湖でのその瞬間を私が忘れられないもうひとつの理由は（これはジェニーとも共有したい点だが）、黒人の子供がいても夫は白人なのだ。実際、愛する夫は白人で、成功したCEOだった。彼は社会経済における食物連鎖の頂点に座っている。「そういう人物」を名鑑で調べれば、夫の写真が出てくるだろう。双子の息子は養子で、肌の色は私よりも濃く、キングストンはクリーミーなキャラメル色だ。息子たちを睨んでいたふたりの男にしたら、すぐそばにその父親が立っていたなど思いもよらなかっただろう。だがあの瞬間、アルノは脅威にさらされた息子を持つ、ただの父親だった。私が目撃したのは、生物学と社会が交差した奥深い実例だった。ストレス反応のメカニズムはすべての人間に備わっている。脅威があれば反応するし、その脅威が南部連合旗のタトゥーであろうと巨大な態であろうと関係ない。同じ生物学的メカニズムが引き金となるのだ。

ジェニーが見ていないと感じたのは、私の子供も彼女の子供も人種がストレス反応の引き金となりえる一方で、アパラチア地域に暮らす貧しい白人の子供もまた引き金となる経験を持っているという点だ。こう考えてみてほしい。私たちはさまざまな種類の熊と共に森に住んでいる。大きな熊の群れが「貧困」と呼ばれる一角に住んでいて、あなたがそこにいれば、たくさんの熊に出会うことになる。そして「人種」と呼ばれる森の一角には別の熊の群れが住んでいて、「暴力」と呼ばれる近隣地域には別の熊がいる。こうした熊の森の近くに住んでいれば、ストレス反応システムは影響を受けるだろう。だが重要なのは、たとえどの種類の熊とタンゴを踊っても同じように影響を受ける、ということだ。残念ながら（私の患者のように）多くの人は、貧困、人種、暴力が重なった森の一角に住んでいて、そういう人々にとっては、どこもかしこも熊だらけだ。またご近所にも「精神疾患を抱える親」「離婚」「依存症」というたくさんの熊がいるし、だからこそ私はジェニーの主張の最後の部分に反応したのだ。「この話に関係のある人々」はこの室内にだっている。

だからこそ、広範囲でまとまったデータを集める必要があるのだ。公衆衛生の尺度で解決するには、一部の集団ではなく、全員の有害なストレスを特定、計測しなければならないし、特定の地域の問題だけを解決して、この件を進展させたことにするのは許されない。

ジェニーの話を聞いているうちに、ふと私のなかで何かが変わった。まるで誰かがスイッチを押したかのようだった。これだ！　これこそがＡＣＥをめぐって感情的な対立が巻き起こった核心的な理由だ。だからニューヨークの人々は、自分の子供が検査で烙印を押されると考えてあれほど怒ったのだ。そしていま、不安と痛みがジェニーの顔に刻まれている。**じゃあ私たちは？**　その顔はそう言っているようだった。**これが私のコミュニティの痛みと苦しみの何の役に立つ？**　その気持ちはよくわかったし（アフリカ系アメリカ人コミュニティの痛みと苦しみは、この国の癒えることのない深い傷のひとつだ）、と同時にそうした感情こそが、この先ずっと私たちの足かせとなるだろう。

　私は立ち上がった。体が震える。

　静まり返った室内で、マイクは必要なかった。

　話しはじめた自分の声が震えているのがわかった。たしかにあの瞬間、私は会場でジェニーや他の面々に話しかけていたかもしれないが、実際はやまびこが遠くまで届くよう願いながら、峡谷の端で叫んでいるような気分だった。

「私たちがここにいるのは、すべての人々に解決策をもたらすためです。たとえばメンタルヘルス関連の治療費を安くできれば、精神疾患を持つ子供の親たちは十分なケアを受けさせることができますし、無理して仕事をする必要もなくなり、そうすれば子供たちのそばにいてあげることもできます。あなたの目の前に人々や、私の目の前にいる人々だけを逆境と関連づけても、おそらく全体像は見えません。それぞれの話を科学やデータと結びつける必要があるのです」

　徐々に声が高くなる。落ち着きのない子供時代の話し方みたいに、Tの発音が短くなり、Aが伸びて「キャンズ（cans）」が「キャーンズ（cyans）」になっている。涙がこみあげ、頬を伝う。

「同じ水飲み場で私たちが水を飲んでも、国に負担がかからないという話だけではだめなのです。違う水飲み場で水を飲めば、心疾患、がん、住宅など、国は多くを負担する羽目になるのだと示す必要があるのです！」。会場に拍手が沸き起こった。

「そういう議論が必要なのです！　もし自分が（貧しい）アパラチア地域や中部アメリカに住んでいたら？　ケンタッキー州に住んでいて暮らしが厳しいと感じたら？　どんな人たちでも——貧しい白人であれ、子供とスーツケースを抱えてあなたのもとへやって来る親であれ——絶対に援助を受けられるし、私たちひとりひとりが、成長過程にある子供の脳や身体に逆境が与える影響に、一致団結して立ち向かっているのだと認識しなければなりません。全員でそれをやれば、みんなが助かる方法を思いつくはずです」

私は席に座った。感情がたかぶって震えている。クラーク博士からフェリッティ博士の論文を渡されてから約10年、私はピースをつなぎ合わせ、患者に起こっていることの正体を突き止めようと奮闘してきた。会場でのこの瞬間、まだ心臓は早鐘を打っていたが、自分が2度目の（かなり公の）閃きを得たことに気がついた。人々はなぜこれほど逆境の科学に抵抗し、基本的な生物学的事実に名前と数字を与えることに反発するのか？　その答えは、細胞レベルまで掘り下げ、あるいは生物学的メカニズムを突き詰めていくと、それが私たち全員の話になるからだ。逆境に直面すると、誰もが等しく影響を受け、助けを必要とする。そしてそれは、みんなあまり聞きたくない話なのだ。だからこの問題から距離を取り、貧しい人だけの問題だというふりをしたい人がいる。あるいはこの問題を極端な形で引き受けて「うちのコミュニティはこんなに悲惨なのだ」と言う人もいるが、それはつまり「そっちよりもうちのほうがもっとつらい」という主張でもある。

地方の白人コミュニティの主張は、生計を失ったり、薬物の乱用で落ちぶれたりすることだろう。移民コミュニティでは差別や、突然愛する者から永遠に引き離される恐怖。アフリカ系アメリカ人コミュニティでは、今日までつづく非人間的な扱いという何世紀にもわたる負の遺産——ベンチで遊んでいたり、フードをかぶって店から帰宅したりする少年たちが負っているリスクについて。ネイティブアメリカンのコミュニティでは、土地と文化の消滅、および代々つづく混乱について。**だがみんな、言っていることは同じだ——私は苦しんでいる。**

自分の苦しみに固執するのは簡単で、というのもそれが最も自分に影響を及ぼすものだからだ。と同時に、その感情こそが、黒人を、白人を、すべての人々を苦しめている。「自分たち対彼ら」という構図に当てはめれば、問題は恒久化する。自分が先か、相手が先か。それはこの問題を解決するための努力を粉砕し、たちまち資源を争う事態に発展させていく。

この会場でジェニーや他の参加者たちに伝えたかったのは、種族社会に傾きがちなこの人間の本能こそ、科学が必要な理由だということだ。だからこそこの会場には研究者、データ分析官、科学者が必要なのだ。なぜなら科学は敵ではないと示してくれるから。実際私たちには共通の敵がいて、それは小児期の逆境である。ブラック・インファント・ヘルスプログラムでの、鞄を抱えた母親に連れられてやってきた宿のない子供への対応は、工場が閉鎖して5年間働いていない父親がいるペンシルベニア州の家族へのそれと、あるいは北京で職を探すため母親に置き去りにされた中国の田舎に住む幼い少女へのそれと、内戦を生き延びたモンテネグロやセルビアに住む家族へのそれと、何ら変わらない。基本的な治療法は誰にとっても同じなのだ。それがわかれば、この問題で分裂することもなくなり、誰にとっても効果のある解決法が見つかるだろう。そう、私の父がジャマイカの言葉でよく言っていたように「満ち潮は、すべてのボートを持ち上げる」のだ。

第12章 細菌とストレス

Listerine

茶色の持ち帰り用の箱に入ったランチを食べ終わり、足早にクリニックに入ったのは1時ちょうどだった。午後一番の患者が来るまでにもう少しだけ時間があると思っていたが、受付の前を通りかかると看護師のマークに呼び止められた。

「もう最初の患者さんがいらしています」。マークはそう言うと、その患者の前回のカルテと、今回新たに記入してもらった書類をこちらに手渡した。「時間前だったので蝶々の部屋に案内してあります」

「了解」と答えた私は、医務室によって手早く白衣を身にまとい聴診器をつかんだ。

思わず笑みがこぼれてしまう。ベイビュー・チャイルド・ヘルス・センターを開業してから10年が経っていた。２００７年当時は、２０１７年にもまだこの病院があるとは思っていなかったし、何より自分がまだここにいるとは想像もしていなかった。それにもちろん、ベイビュークリニックがセンター・フォー・ユース・ウェルネスの設立のきっかけとなるなど想像していなかったし、ふたつの組織が協力して、子供たちにACE検査や包括的なケアを提供し、そのうえ世界中の医師たちとツールやモデル、臨床的な見解を共有することになるとは夢にも思っていなかった。さまざまなことが変化するなか、変わらないのはスタッフの献身と思いやりの気持ちだった。日々の管理業務を担当するマーク看護師は、この病院の創立者である私に代わって病院を切り盛りしてくれている。私はそんな彼の指示に従っていた。

数分後、いつものように扉をノックして蝶々の部屋に入ると、さっそく大好きな仕事――患者の診察――に取りかかった。「蝶々の部屋」の名前は、壁一面に何百という小さな蝶々が描かれていることから名づけられたものだが、そのすべての蝶が、廊下へとつづく目には見えない美しい花に向かって飛んでいくような気の利いた配置になっている。2013年にベイビュークリニックがセンター・フォー・ユース・ウェルネスの建物に移動すると、スタッフたちは、以前と同じような子供にやさしい空間づくりに心を砕いた。各部屋の壁にはテーマごとに動物たちのシールが貼られ、ジャングル部屋、恐竜部屋、サファリ部屋、海底部屋、農場部屋などがある。だが私のお気に入りは断然この蝶々の部屋で、初めて目にしたときは思わず息をのんだほどだった。ほとんどの蝶は普通に壁に貼られているが、シンクの上の角のところにいる数匹が立体的になっていて、その突き出たピンクや紫の羽が「私たちは本物よ！」と言っているみたいだった。

16歳の患者が診察台に腰かけていた。その目は携帯電話に釘づけで、メールかインスタグラムかスナップチャットか、いまどきの16歳らしく携帯電話を夢中でいじっている。母親は、何かが書かれた小さなメモを握ってシンクの隣に座っている。

「こんにちは。調子はどう？」

患者が顔を上げ、かわいい笑顔を私に向けた。かれこれ10年近く見てきた笑顔だ。大人への階段を順調に進んでいる少年は、細身だがたくましく、上唇の上にうっすらと髭が生えている。いつもどおりきちんとした服装で、アイロンをかけたばかりのカーキ色のパンツに白いシャツをたくしこみ、少しだけ伸ばしたクルーカットの前髪が、ポマードで器用に立てられている。

彼の反応は典型的な10代のそれだった。「どうも」

私は微笑みながら、心のなかで最初のチェック項目を埋めた。言語能力が適切に発達しているか？　チェック！

それからコンピュータの前にあるキャスター付きの小さな椅子に腰を下ろすと、少年の最新情報を確認した。このころには、カルテを見なくてもそらんじられるほどだった。7点のACEスコア、有害なストレスの症状、何年にもわたり何かが起こるたびにくり返されてきた治療の数々、そして最新の検査結果。彼が最後にやってきたのは約1年前で、身体的にも精神的にもすこぶる順調だった。喘息と湿疹は抑えられていたし、学校でもうまくやっていた。初めての彼女と初々しい関係を築いていたほどだ。子供時代の無邪気な笑顔や笑い方は、気のない（でもまだ少年っぽい）笑顔と低音の声に変わり、その身体に流れるホルモンが見えそうなくらいだった。

少年は、診察室にやってきた私に反射的に笑みを向けたが、母親の様子から心配事があるのは明らかだった。その日、彼女の表情は、カルテの内容と同じくらい重要なものだった。寄せられた眉根が不安と期待の入り混じったものであることを、私は長年の付き合いで知っていた。何かがあったのだ。

幸いにもこのころには、ディエゴも心得ていた。そろそろチューンアップ（調整）の時間だと。

ACEを抱える多くの患者同様、彼も最初に集中療法や医学的な治療を経験していた。おかげで喘息と湿疹は治まり、成長を逃した期間を完全に埋めることはできなかったものの、ふたたび正常の成長速度を取り戻していた。彼のかかりつけ医として、私たちはその後も彼の様子を見守った。というのも、小児期の逆境の影響は慢性的で長期に及ぶため、困難は避けられないからだ。それがディエゴと母親が学んだことで、ふたりとも、ディエゴのストレス反応システムはときどき手をかけてあげる必要があることを理解していた。彼に必要な医療や治療に導く手助けをするのが、医師としての私の役割だった。

私に調子を尋ねられたディエゴは、質問の真意――ストレス反応の引き金になることが起きたなら、すぐにでも対処しなければいけないけど、何か助けてあげられることはある？――をきちんと理解していた。

ディエゴ少年（もう少年と呼ぶには大きいが）は大きく息を吸うと、私の顔を見た。

「うーん、どうかな」と言葉を濁し、母親のほうを見る。

「先生」。くしゃくしゃになった紙を伸ばしながら、ローザが口を開いた。「先生の助けが必要です。この子はなんだか沈んでいるみたいで、授業も休むし、成績もDからFに落ちたんです。息子が苦しんでいるのは知っています。先生、助けてください」

私はディエゴを見た。「本当なの？」

ディエゴは恥ずかしそうにうなずいた。

ローザに待合室で待っているよう頼むと、私はディエゴのほうへ椅子を滑らし、診察台の端に手を置いた。

「何があったか教えてくれる？」

やがて、ディエゴがここ1年ほど付き合っている女の子のほうも、問題を抱えていることがわかった。彼女の家族の問題が、ふたりの関係に悪影響を与えているという。彼女にとってはあらゆることが極端に思えるようで、ふたりの関係がこれまでの人生で最高のものだと、他のすべてから救ってくれるものだと感じたかと思うと、ひどく最低で絶対にうまくいかないと思うこともあるらしい。付き合いはじめてすぐ、ディエゴは彼女が自傷行為をしているのに気がついた。彼女は大ごとにしないでほしいとディエゴに頼んだ。気持ちがくたびれると、ちょっとやってしまうだけだと。しかしディエゴには耐えられなかった。彼女を守りたかった——彼女の家族と、彼女自身から。彼女の家族には無理でも、自分は無条件に彼女を受け入れられる人間になりたかった。それからディエゴは毎日学校帰りに彼女の家に寄ることにしたのだが、その家というのがひどい場所だった。だが、彼女をひとり残して立ち去るわけにもいかない。周囲から聞こえる叫び声やけんかの声が、すぐにディエゴを馴染みの暗い場所に引き戻した。

思春期を迎える以前、ディエゴはすでに自殺しようと思っていた時期があった。8歳のある夜、酔った父親が母親に襲いかかった。ディエゴは怯え、母のために警察に通報した。警察が来て父親を逮捕した。不法滞在だった父親はすぐにメキシコへ強制送還された。

ディエゴは自分の父親を警察に突き出したことに、ひどく罪悪感を覚えた。ただ母親を守りたかっただけなのに、そのせいで父親がいなくなってしまったのだ。それこそいつも彼らが恐れていたことだった。おかげですべてが厳しくなった。母親は生活費を稼ぐために仕事を増やしたが、それでも十分ではなかった。ディエゴと母親と妹は節約のために小さなアパートに引っ越したが、それでもときどきお腹がすいてたまらなかった。ディエゴはどうしても父親に会いたくて、定期的に手紙を書いたり、かけられるときには電話をしたりして、頻繁に連絡を取っていた。手紙でも電話でも知りたいことは同じだった。**いつ帰ってくるの？**

やがて父親から手紙が来なくなった。電話にも出ない。何週間経っても、音沙汰はなかった。ディエゴは、父が警察に通報したことを怒ったのかもしれないと怯えた。メキシコで新しい家族をつくって、自分のことはどうでもよくなったのかもしれないと思った。母親に父親の居場所を尋ねたが、その質問は母を悲しませただけのようで、答えもわからなかった。数カ月後、ようやくローザのもとにいとこから連絡が入った。ディエゴの父が行方不明になったと――メキシコのドラッグ・カルテルに楯突いて消えた大勢のなかのひとりとして。

このニュースを聞いてほどなく、ローザの職場にサンフランシスコのチャイルド・クライシス・リスポンス（児童危機対応）チームから連絡が入った。学校の屋上にのぼったディエゴが、その端に立って、もう生きていたくないと声をかぎりに叫んでいるというのだ。ディエゴは1時間ほど屋上の端に立ったまますすり泣いていた。その後ようやく当局の職員がディエゴをなだめ、抱えて無事に連れ戻した。

それからすぐに母親がディエゴをクリニックへ連れてきたため、ディエゴには、彼が信頼を寄せる臨床医の治療を受けさせることができた。この暗黒の期間は、ディエゴにとって非常に難しいものだったが、時間が経つにつれ、つらいことが起こるたびに出てくるこうした症状にも次第に対処できるようになっていった。やがて私たちは、ACEの知識が、ディエゴの治療チームと心療内科チームの提携を比較的スムーズにすることを発見した。

数年後、12歳になったディエゴが、これまでで一番ひどい喘息の発作でクリニックへやって来たときには、さまざまなチームが準備されていた。母親のローザは、生活費を節約するために家族を連れて古いボロアパートに引っ越していたので、十分とは言えないものの、子供を健やかに育てるのに必要な友人、学校、病院のそばで過ごすことができた。だから私は、ある夜キッチンで電気がショートして火災が起きたという話を聞くと、ディエゴの喘息は火事の煙を吸ったせいで悪化したのだろうと思った。ところが数日後、ディエゴがふたたび検診にやってくると、強い薬を処方したにもかかわらず、相変わらずひどい喘息の症状を抱えていた。これは火災だけが原因ではないかもしれない、そう思った私は、さらに詳しい話を聞くことにした。すると案の定、ローザはすぐに子供たちをアパートの外に出したので、ディエゴはほとんど煙を吸わなかったという。だが火事のせいで彼らは住むところがなくなり、家族は3日間何も食べ物を口にできなかった。ディエゴは男として、母親と妹を守り養う役目を買って出た。だがまだ12歳のディエゴは怯えていた。どれほど家族のために強くあろうと思っても、道端で過ごす夜は、彼の身体システムに甚大な被害をもたらした。ようやくディエゴに処方していた大量の喘息薬を減らすことができたのは、ソーシャルワーカーがこの家族に非常時用の住宅を見つけてからだった。

ディエゴからガールフレンドとその家族の話を聞いた私は、彼の人生における新たな悲しみと痛みの物語に胸を痛めたが、同時に、きっとまた助けてあげられるという自信もあった。そのころには、彼にとって最善だと思える治療法を探し当てていた。ローザは気をつけるべき息子の変化をわかっていたし、ディエゴのほうも、最低な気分になっても、よくなるまでずっと私たちがついていることをわかっていた。ディエゴは診察室を出る際に、いつものように私にハグをしてくれたが、このとき私はいつもより強めにハグを返した。

それから数週間、私たちのチームは、睡眠、運動、栄養、マインドフルネス、メンタルヘルス、健全な関係の6つの重要事項を、ディエゴがどの程度実践しているかを本人と一緒にチェックした。ディエゴにとって一番効果があるのは、CYWで働く彼の長年のセラピスト、クレアの集中療法を受けることだったが、それと同時に、学校でも定期的にセラピーを受けられるようアレンジした。大好きだったサッカーにも参加するよう促し、母親をはじめ自分を支えてくれる人たちともっと関わるよう勧めた。改善が見られたのは、それから間もなくだ。最終的にガールフレンドとの関係は終わりを迎えたものの、ディエゴの成績はAやBに戻り、優等生名簿に名前まで載った。ディエゴは弁護士を志そうと決め、地方検事局で実習生として働くことになる。仕事はとても楽しそうだった。やがて子犬を飼いはじめたディエゴは、その子のいたずらっぷりを顔を輝かせて話してくれた。子犬の世話は本当に楽しくて、ディエゴが耳を掻いてやると、その子はディエゴの顔をなめるという。

数カ月後に検診でディエゴに会った私は、その進歩に深い満足感を覚えた。システムは正常に働き、ディエゴは元どおりになった。

これが映画なら、ここでエンドロールが流れ、私たち全員が満足するところだろう。ディエゴは「やり遂げたのだ」と。

だが、現実はそうではない。物語は終わらない。

現実では、ディエゴは危険な地域に住んでいて、問題は起こりつづけている。

2カ月後、クリニックにディエゴの妹が検診にやってきた。彼女とディエゴの治療をはじめたばかりのころにはまだおむつをしていた彼女も、もうすぐ11歳になろうとしていた。ローザも娘に付き添ってきていて、その帰りしな、私はローザにディエゴの様子を尋ねた。

そのころには、ローザのため息ひとつでいろいろなことがわかるようになっていた。長く息を吐くようなため息は、彼女が疲れている証拠で、短く怒ったようなそれは、いらだちや混乱の証である。その日のため息は深く、彼女は息を吐きながら目を閉じると、片手を胸に当てた。その様子は、彼女と初めて会った日、当時7歳だったディエゴの話を打ち明ける前の彼女の姿を思い出させた。

「ああ、先生！」。ローザは言った。「息子のことはよくわかってるんです。隅々まで見ているし、あの子が何にどう反応するかも知っています。刑事みたいに息子を見ていますが、それでも十分じゃない。簡単じゃないんです」

「何かあったんですか？」。私は尋ねた。

「2週間ほど前、何かよくないことが起きました。あの子が沈んでいくのがわかったんです。だから、大丈夫？　って訊いたんです。あの子はただ、大丈夫だよ、母さんって。それでもあの子の行動を見ていると、やっぱり何かがおかしくて。だから、私は見ているって言ったんです。あなたは寝てばっかりで、お風呂も入らないし、ご飯も食べていないって。苦しんでいるのがわかる、何があったか教えてって。それでもあの子は、大丈夫、平気だよと言うばかりで。土曜日の午後だったから、私はミサに行かなくてはなりませんでした。あの子も誘ったのですが、家にいたいと言って断られました。だから私もミサは取りやめようと思いました。息子に何かあったというのに平気ではいられません。それであの子の部屋に行って、『ディエゴ、気分が沈んでいるなら母さんがそばにいるわ』と言うと、本当に大丈夫だからミサに行ってくれって。私は出かけました。ミサのあいだにあの子から『ごめん』ってメールが届きました。他にも書かれていたのだけれど英語だから読めなくて、隣に座っていた英語のできる友人に見せて読んでもらったんです。メールにはこう書かれていました――母さん、これから僕がすることを許してほしい。先生、私はオークランドの教会で、ものすごく不安になりました。あの瞬間、もし魔法の杖があったら、すぐにでも家に飛んで帰ったでしょう。もうパニックでした。45分かけて帰って息子の死体を見つけたら？　サンフランシスコに帰らなくてはと思い、車を持っている友人に頼んですぐに送ってもらいました。あの時間は、本当につらかった」

ローザが声を詰まらせる。その目からは涙があふれている。

「あの子に電話をかけても出ませんでした。メールにも返信はありません。友人に電話を借りて、あの子が知らない番号からかけてもだめでした。呼び出し音が鳴るばかりで、ちっとも電話を取らないのです。

近所にマグダレーナという友人が住んでいます。土曜日はいつもボーイフレンドと踊りに出かけているので、自宅にいるとは思っていなかったけれど、ありがたいことに彼女は家にいました。彼女に私の家に行って、息子を助けてくれと伝えました。『お願いだからマグダレーナ、うちのドアを返事があるまで叩きつづけてほしい』と。彼女は息子がうつで苦しんでいるのを知っていたから、返事がなければ警察に連絡するよう頼みました。

先生、うちの近所では誰も警察を呼びません。それでも私は頼んだのです、懇願したのです、もし息子が返事をしなければ警察を呼んでくれって。彼女は心配ないって、ちゃんと呼ぶからと言ってくれました。あのときは、1秒ごとに息子が指のあいだからこぼれ落ちていくようでした。つらくて泣きました。何度も息子に電話しました。

家まであと半分ほどのところで、ようやく息子が電話に出ました。大丈夫かって訊いても私とは話したくなかったみたいで、だから、近くにいた友人に電話を代わって様子を尋ねてもらいました。『お母さんが心配してるよ』と彼女は息子に言いました。あんまり心配かけないで、ちゃんと母親の質問に答えなさいって。だけど息子は黙っていました。話を聞いてはいたけど何も言わないのです。だから彼女は、いまからマグダレーナがあなたの家に行くけど、返事をしなかったら警察がドアをぶち破るからと伝えました。家に着くときには私は震えていました。家の床に転がっていたあの子を見つけたときには、薬を飲んだのだと思いました。けれどありがたいことに、そうではありませんでした。あの子はべろべろに酔っぱらっていたのです。それだけでした。ウォッカのボトルをひと瓶開けて、悪酔いしていたのです。それから、息子の友人が亡くなったことを知りました」

「そんな……」。私は息をのんだ。

「そうなんです、先生！　ディエゴの親友です。高校を卒業したばかりのその子が、別の友達と通りを歩いていたら撃たれたんです。いい子でした。真面目な生徒で。問題も起こしたことがなかった。銃弾は彼を狙ったものではなかったのに、死んだのは彼でした」

「お気の毒に」

「ありがとうございます。でもディエゴは大丈夫です。息子には、その日のうちにセラピストの先生に電話をさせました。セラピストの先生のおかげでいまはずいぶんよくなりました。でも先生、やっぱり簡単ではありませんね」

・・・

その日、ローザの話の後で、私はディエゴのセラピストに確認の電話をしたが、その間も悲しみと怒りといらだちでいっぱいだった。たった数カ月前に、ディエゴはガールフレンドの問題を乗り越えたばかりだった。最後に話したときは、地方検事局の研修について冗談を言い合い、どこの大学に行きたいかを尋ねもした。それなのに一瞬にして、彼のような青年が、ディエゴの大切な友人が、たまたま通りを歩いていたら、運悪く帰らぬ人になってしまったのだ。

こうした事態が必ずまた起こるという、嫌な予感がみぞおちあたりにくすぶっていた。同じ出来事ではないにしても、同じくらい衝撃のある何かが。そうしたきっかけとなる出来事は、すでに敏感になっているディエゴのストレス反応システムにさらなる打撃を与えるだろう。これまで頑張ってきた進歩も、おそらくすべて無駄になる。ディエゴはできるだけそれを冷静に受け止め、体内で何が起きているかを認識し、使える資源を整理しなければならない。いまのところ母親が彼の助けになっているし、幸いにも、病院もふたりの力になっている。そもそもCYWを設立したのはそのためだし、それが私たちにできることなのだ。ディエゴの過去の傷を消してあげることも、この先ずっとしゃぼんの泡で包みこんで守ってあげることもできないけれど、私たちの知っている科学の知識を用いて、これから先彼が付き合っていくことになる有害なストレスの影響を和らげてあげることはできる。

ディエゴには最高水準のケアを施していたが、問題は、「最高水準」が最低だということだ。有害なストレスのメカニズムについて私たちが知っていることに比べると、実際にやっていることはまだまだ原始的である。どの経路をたどると最悪な事態になるかを正確に診断して、効果的な治療を施すこともできないし、マイケル・ミーニーがラットの実験で示したように、有害なストレスの影響を——刻まれた逆境を、喘息、自殺、心疾患、がんのリスクを——DNAから消すこともできない。

スタンフォード大学の小児腫瘍科病棟で過ごした日々を思った。あの当時、白血病患者にしていたことをディエゴにもしてあげられたらいいのに。スタンフォード大学では、がん治療の際にはすべてプロトコルに従っていた。POGプロトコル＃９９０６は、中枢神経系まで広がったハイリスク急性リンパ芽球性白血病に適用される。脳や脊髄に転移が見られず、がんがそこまで悪性でない（白血球の数が５万個以下）ならＰＯＧプロトコル＃９２０１が適用される。プロトコルの前につけられたＰＯＧという３つのアルファベットについて、私はあまり考えたことがなかった。ディエゴや彼のような患者に出会い、有害なストレスについての探究に乗り出すようになって初めて、それぞれのプロトコルについて考えるようになった。どのケースにどの治療を適用するかなんて、いったいどうやってわかるのだろう？

１９５８年、小児がんの生存率は10％で、がんと診断された90％の子供は亡くなっていた。だが２００８年には、生存率は80％近くまで上昇した。急性リンパ芽球性白血病の患者にかぎって言えば、６カ月だった平均生存期間が（診断後、半年間生きられた患者の数は半数だけだった）、全生存率85％になったのだ。だが、いったいどうやって？

実はその答えは、プロトコル・ナンバーの前につけられたアルファベットにあった。ＰＯＧはPediatric Oncology Group［小児腫瘍学グループ］の略である。それは小児がん治療を専門とする４つの小児臨床試験グループのうちのひとつで、２０００年に統合されたそれらは、いまではチルドレンズ・オンコロジー・グループ（ＣＯＧ）と呼ばれている。現在ＣＯＧのメンバー[1]には、アメリカ、カナダ、スイス、オランダ、オーストラリア、ニュージーランドの約２３０の医療センターで働く５０００人以上の小児がんの専門家が所属している。ＣＯＧグループでは、医師、基礎医学研究者、看護師、心理学者、薬剤師などさまざまな専門家から成るチームが、それぞれの技術を駆使して小児がんの調査、診断、治療に当たっている。

この画期的な取り組みは、より効果的ながん治療や、患者の回復の助けとなる、慎重に磨きをかけられた治療プロトコルの学際的なモデルとして、見事に発展を遂げた。これはひとつ、ふたつの研究室が状況を一変させるような最先端の研究をしたわけでも、世界を変えるような薬が開発されたわけでもない。アメリカ全土をはじめ、世界が示した協調の精神と実践である。がんの専門家たちはゴールを共有したが、それと同じくらい重要なのは、競争がきわめて熾烈で、資源の制約が厳しい医学界のなかで、患者のデータやアイデア、研究結果を共有したことだろう。

だが研究者たちが団結したのは、小児がん治療の精神に突き動かされたからだけではない（もちろんそれもあると思うが）。１９５５年、米国立がん研究所（ＮＣＩ）[2]は、研究者が「協力的なグループ」として団結すれば、白血病の研究がもっと早く進むだろうと考えた。研究所は、結核の高度医療に従事していた研究者に協力を促すという、退役軍人管理局が成功させた取り組みに倣って、プログラムを作成した。１９５５年、議会から５００万ドルを割り当てられた[3]ＮＣＩは、その資金を使い、診療の在り方を変え、小児がん患者の転帰を劇的に改善させた17の共同研究グループを立ち上げるにいたった。そして私がスタンフォード大学の小児腫瘍科の研修医になるころには、小児白血病は恐ろしい診断には違いないが、きわめて治る可能性の高い病気であると、患者の両親に請け合えるようになっていた。

有害なストレスと小児がんを比べれば、前者の治療はまだ初期段階で――私たちはやっと動き出したところだ。たとえばこの「小児期の逆境がもたらす世界的危機」が一冊の本だとしたなら、現在は第2章あたりだろう。多くの意味で、本書はその物語の第1章——生物学的メカニズムの発見——にあたる。私たちの取り組みはまだ十分ではない。だが、それでも動き出してはいる。CYWは、患者のケアの改善につながる共同研究開発に向けて小さな一歩を踏み出したところだ。本格的な研究機関と共に、私たちのチームは「有害なストレスを測定するための生物学マーカーを見つけることができるか?」といった大きな疑問に対する答えに必要な、厳密な無作為化比較試験を行っている。

パズルの最初のピース——逆境がストレス反応を損傷し、有害なストレスを発生させ、身体に悪影響をもたらしたり病気を引き起こしたりする原因となるという知識——を、どうやって公衆衛生の啓発につなげるか? 私にとってこうした視点の変化は、医学界が細菌説を受け入れたのと同レベルの衝撃に値するが、実際この先どうなるかは、医学の歴史が示している。

・・・

感染の原因が細菌だと認識される以前、人々は汚れた空気が感染の原因だと思っていた。現在ではばかげているように思えるかもしれないが、19世紀のイギリスでは、毎朝道端に捨てられる汚物の量が多いほど、コレラが流行すると考えられていた。同じように、傷口の感染がひどい患者を治療する際、外科医はにおいを重要な診断の手掛かりにした。傷口がにおうほど、患者の死ぬ確率は高い、と。当時の科学者たちは、コレラや黒死病（腺ペスト）といった伝染病の原因について熱い議論を交わしたが、有力だったのは「瘴気」説で、腐敗したものから立ち昇る有害な蒸気が人々を病気にするというものだった。

19世紀後半（実際は20世紀初頭）に至るまで臨床医と科学者は、感染症を防ぐ最善の方法は悪臭を取り除くことだと考えていた。それはある意味で正しく、部分的には効果があった。道端や上水道に流れこむ汚水を最小限にすることで、実際にコレラのリスクは減少した。しかし医師のマスクに花を入れたり、病人のベッドわきに花を飾ったりする行為には、死のリスクを減少させる効果はなかった（ただし後者の風習は、今日までつづいている）。

瘴気論に関する最大の問題は、とりたてて悪臭がしないものは、病気の原因だとみなされないことだった。ジョン・スノー博士が調査したブロード・ストリートの井戸は、まさにこのケースに当てはまった。井戸はとくに悪臭を放っていなかったことから、スノー博士が公衆衛生局に井戸のポンプを取り外すよう要請したときには、誰もが彼の正気を疑った。だがスノーは、当時瘴気論を信じていなかった数少ない科学者のひとりだった。この「病気の垂れ流し」には、汚染された水を通じて人から人へ広がっていくあいだに、増殖して病気を引き起こす有害物質が含まれている、というのが彼の調査の前提だった。スノーが唱え、井戸のポンプを取り除かせたこの仮説は、いまでこそ感染の基本となっている「細菌論」だが、当時、スノーは少数派だった。

患者のにおいがきついほど緊急性が高いという前提は、医師や外科医を急いで次の手順へ向かわせた。新規の患者を診る前に手を洗ったり、手術着を着替えたりするのは時間がもったいない。熱心な外科医ほど血と内臓まみれになりながら、できるだけ手早く患者を診て回った。そして感染を防ぐために、看護師に手術室の窓を開けるよう指示を出し、空気の入れ替えをした。

ジョン・スノーが井戸のポンプを取り外していたころ、もうひとりの先駆者となる医師が、細菌論によって診療業務がどう変わるかを実験していた。外科医のジョゼフ・リスターは、ワインが細菌によって酸味を増す仕組みについて書かれた、化学者ルイ・パスツールの論文を読んだことがあった。リスター博士はこの考えを外科手術に持ちこみ、手術スタッフに手洗い、道具の消毒、患者の肌と傷口を清潔にしておくなど、無菌操作を徹底させた。リスターが無菌操作を徹底させてから3年後、手術後の感染による死亡率は46%から15%へと減少した。[4] 今度リステリン（液体歯磨き）のボトルを手にしたら、リスター博士は私たちの口臭を防いでくれただけでなく、手術室から無事に出られる可能性を高めてくれたのだと思い出してほしい。

劇的に見える結果にもかかわらず、細菌論の発見から、手洗い制度の一般化、滅菌された手術器具の使用、抗生物質の開発にいたるまでには長い時間がかかり、現在の第4世代の抗生物質、放射線滅菌された手術器具の登場には、さらなる時間を要した。いったいその間に何があったのだろう？

当然、そこには無数の小さな答えがある。といっても、それらは大きくふたつに分類される。

医学的対応と、公衆衛生的対応だ。医学面での対応は、リスターの手術手技やワクチン、抗生物質の開発といった現場医療の変化を伴った。公衆衛生のほうは、この情報によって地方自治体の衛生指導や牛乳の殺菌など、病院やクリニックの外にまでその対応が及んだ。

こうした双方の努力は、悪い空気ではなく、細菌への曝露が病気と死を引き起こす、というシンプルな視点の変化に基づいている。一度その考えが受け入れられると、曝露や伝達の制限、あるいは起こってしまった感染症の治療法について、色々な意見が飛び交った。だが、大切なのは、そうした個々の介入だけでなく「大きな変革をもたらすにはどちらのアプローチも必要である」という認識だった。送水設備に汚水を流しつづければ、世界中の抗生物質をもってしてもこの問題を解決できないし、一方で最新の衛生対策を実行したとしても、やはり病気になる人は出てくるから、感染症の治療法は必要である。

私は「ACEや有害なストレスが私にどう関係があるの？」と尋ねる人々と多くの時間を過ごしてきた。同僚の医師たちは「これは社会問題では？」と言い、偉い人たちは「治療法もないのにどうやって有害なストレスについて語ればいい？」と首を傾げた。これら3つの疑問に対して、私はこう答えたい――ACEが有害なストレスを引き起こすメカニズムを理解することが、医学と公衆衛生の両面で対応できる強力なツールとなる、と。そこには全員に果たすべき役割がある。

私たちは新たな変革の最前線に立っており、それはパスツールによる細菌の発見によってもたらされた結果と何ら変わることのないほど、重大であると思っている。すばらしいのは、その変革がすでに始動している点だ。ジャネット・ペ＝エスピノーサとパム・キャンター博士が行っている地域や学校での活動は、ACEの公衆衛生的対応の一環であり、ナンシー・マニックスとCYWの取り組みは、医学的対応の一環である。私たちはいま、感染症対策で言えば「手洗い」の段階にいる。有害なストレスとの戦いにおいて、第4世代の抗生物質の開発にはいたっていないものの、ストレス反応がどのように健康問題を引き起こすかという知識を用いて、基礎的な衛生対策――スクリーニング、トラウマ・インフォームドケア〔患者のトラウマを知ったうえで治療を施すこと〕、治療――を施すことはできる。睡眠、運動、栄養、マインドフルネス、メンタルヘルス、健全な関係――これらは、リスターが手術器具を石炭酸に浸し、スタッフに手洗いを要求したことに相当する。

社会問題の多くが、小児期の逆境への曝露に起因することがわかったら、やるべきはまず、子供が被る逆境を減らし、保護者の緩衝材としての能力を強化することだ。そこからさらに努力をつづけ、その知識をもっと効果的な教育カリキュラムや、有害なストレスのバイオマーカーを特定する血液検査の開発などに転換し、広範囲にわたる解決や革新へとつなげ、害毒を少しずつ減らしながら徐々に飛躍していく。害悪の原因は――細菌であれ小児期の逆境であれ――完全に根絶される必要はない。変革とは、それがどこで出現しようと、害悪を軽減するための、知識という独創的なアプリケーションのなかにある。メカニズムを知っていれば、その知識を用いて、人間のコンディションを劇的に改善するための無数の方法を編み出すことができる。こうして革命は起こる。視点を変え、レンズを変えれば、世界は突如としてその姿を現し、すべてが違って見えてくる。

第13章　バックミラー

In the Rearview

夫の携帯電話が鳴ったのは、土曜日の朝6時だった。私たちはカリフォルニアのワインの産地へ週末の小旅行に来ていて、だから早朝の呼び出しは、どちらにとっても予想外で、ありがたいものではなかった。アルノは寝ぼけ眼で寝返りを打つと、掛け布団を頭から引きかぶった。

「ねえ」。私は彼を押した。「あなたの電話よ。いったい誰なの？」

アルノはナイトスタンドに手を伸ばすと、最初に眼鏡、それから電話を見つけた。

「もしもし？」。かすれた声で言う。

それからすぐに身体を起こし、緊張を帯びた声を発した。「ああ、うん、ここにいる。ちょっと待って」

そう言うと私に電話を差し出した。「サラだ。エバンが脳卒中を起こしたって」

まさか……？　医師という仕事柄、親せきや友人から非常識な時間にかかってくる電話には慣れていた。ときとして重大な内容のこともあり（喘鳴を起こした赤ん坊とか）、そういうときにはアドバイスを（すぐにERに行くように！）与えていた。だがそれよりも、心配性の人からの電話相談を受けている気分になる場合のほうが多かった（2歳の子供が猫のうんちを食べちゃったんだけど、どうすればいい？　と言うとこには、もうそれ以上食べさせないで、と答えた）。だからアルノから電話を渡されると、彼女の言う「脳卒中」とはどういう意味だろう、と考えていた。腕や足を身体の下に折りたたんで眠っていた兄が、目を覚まして手足のしびれを訴えたか、もしくはベル麻痺（数週間から数カ月間顔半分の顔面神経が麻痺するという恐ろしいが良性の炎症）を起こしたか……。アルノから電話を受け取ったときには、心配よりも疑念のほうが大きかった。

「サラ？」

「ナディン」

義理の姉の声は、奇妙なほど落ち着いていた。

「いまカリフォルニア大学サンフランシスコ校（UCSF）の救急救命室（ER）にいる。この医師たちが実験的な手術を行いたいらしいの。そうすればエバンの命を救えるかもしれないからって。ただその治験の一環で同意書にサインをしなくちゃいけないんだけど、私にはどうしたらいいのかわからなくて。あなたが先生たちと話して意見を聞かせてくれない？」

私の鼓動が速くなる。ER？　UCSF？　いったいどういうことだ？

「ええ……。ええ、もちろん。先生と代わってくれる？」。私はそう言うと、布団から出てべッドのアルノの隣に腰かけた。

すぐに威厳に満ちた、と同時に少し急いた調子の声が電話の向こうから聞こえてきた。その声の調子で、私は一気に警戒を高めた。一瞬で状況を理解した。短く、直接的で、簡潔。それは私が患者のベッドわきに立ち、ベッドの反対側に死神の姿を認めるか認めないかのときに何度も使ってきた口調だった。一刻の猶予も許されない。

医師は簡単に自己紹介をすると、状況と病院側の望む処置について説明をはじめた。私は彼女の一言一句にじっと耳を傾け、相槌を打った。「中大脳動脈の流れの3分の2を阻害」というフレーズを聞くまでは。

身体がぐらりと揺れた。

「なんですって！」。私は電話口に向かって叫んだ。

それが医学的に何を意味するかはわかっていた。理解できなかったのは、それが自分の兄に起こっているという事実だった。それは兄の脳の大部分に血液が回っていないということであり、かなりの確率で、死を意味していた。運が良くても、高度の障害が残るだろう。エバンが車いすに乗り、折れて使えない羽を抱えた鳥のように、片腕を胸の辺りに引き寄せた姿を想像した。ベッドに寝かされた兄のおむつを替えながら、交代で在宅ケアを行うところを想像した。兄の垂れ下がった口の端からアップルソースがこぼれ落ちるところを想像した。

涙があふれた。

やさしく背中をさする夫の手を感じた。私は息を深く吸い、医師の話に耳を傾けた。

医師は少し間を置いてから、今度は少しゆっくり話しはじめ、徐々にペースを速めていった。彼女は通常治療での生存率と、エバンのケースが、新たな実験的治療に適している理由を説明した。私は懸命に理解した。治療のリスクと、得られるであろう恩恵を説明した医師は、やがて話を終えると「ではお義姉さんに代わります」と言った。私は冷静さを取り戻さねばならなかった。私の声ににじむ苦痛をサラに聞かせるわけにはいかない。

「サラ、どうやらその治療法に賭けてみるのが一番いいみたい」

私はできるだけ冷静に、彼女を安心させるように言った。

「本当に？　確かなの？」

「ええ、そうよ」。私は答えた。「それが最善だと思う」

90分後、私たちはカリフォルニア大学サンフランシスコ校、脳神経外科集中治療室のガラスの引き戸をくぐっていた。アルノの腕には3歳のキングストンが抱えられている。待合室に案内されると、そこには両親とほかの兄たちが寝ずの番をしていた。手術が終わるのを待つあいだ、ICUの医師や看護師たちが、兄の情報を定期的にくり返しているのが聞こえた。「43歳男性、急性脳卒中、非喫煙者、危険因子なし」。最後の部分が私の脳内でこだました。**危険因子なし。**

違う。

私たちきょうだいを育てている最中に、母は重度の精神疾患である妄想型統合失調症を患ったが、不幸にも長年放置された。こうした経験を持つ家族の例に漏れず、わが家の場合も複雑だった。わが家では、不安やストレスが蔓延していた時間は、愛と喜びの時間と混ざり合っていた。私にテニスでバックハンドの両手打ちのやり方を教えてくれた母は、同時に教育についていつも熱く語った。「勉強しなさい。身に着いた教養は誰にも奪えないから！」。だが調子が悪いときは……まあ、かなり最低だった。問題は、母の状態が予測不可能だったことだ。毎日学校が終わるたびに、今日はいいママか、怖いママか、と予想した。当然こうした状況は、良くも悪くも、私たちに予測不能なストレスをくり返し与えるという環境を作り出した。

あの日、脳神経外科集中治療室の待合室に座りながら、私はとても不安だった。エバンのACEスコアが病歴に記載されていたら、状況は違っていたのではないかと思わずにいられなかった。深刻なACEを抱える人は、脳卒中を起こす確率が通常の2倍高い。ACEスコアが血圧やコレステロールのような生物学的指標として扱われていたら、いまこの瞬間、兄の容態はどうなっていただろう？　ACEがある種の発作に関係していることを知っていたら、そのリスクを修正できただろうか？　この知識は、今後エバンのような人を発作から救ってあげられるだろうか？　こうした疑問は、すべて同じ結論に私を導いた――もっと必死にACEの研究を進めなくては。

私たち家族にとって幸いなことに、脳卒中の最新治療研究は功を奏した。医師としてこういうことを軽々しく口にしたくはないが、兄の命を救った実験的手術は、まさに奇跡以外のなにものでもなかった。ＵＣＳＦの医師たちは、兄の脳内にあった血栓を完全に除去し、血流を元に戻してくれた。集中治療室で目を覚ました兄は、まだ身体の右半分がひどく弱っていたものの、集中的理学療法により、数カ月後にはマリン・ヘッドランズで自転車に乗り、息子たちとバスケットボールをできるまでに回復した。

・・・

私たちが子供のころ、エバンは家で感じたストレスを、魅力をふりまくことでやり過ごした。いまでも兄は、自然とにじみ出るカリスマ性で、みんなを安心させる。私たちの結婚式で司会者の兄が口にしたジョークを思い出すといまでも笑ってしまう。兄はみんなを喜びと笑いで満たしていた。もうひとりの兄であるルイスは、そうではなかった。ルイスと私は年子で、幼いときは本当にそっくりだったので、よく双子かと訊かれたものだ。ルイスは私よりも頭がよく、私と違って高校の人気者だった。だが、繊細でもあった。独特な「氏と育ち」のせいで、ルイスは統合失調症を発症してしまう。診断されたのは１９９２年、ルイスがわずか17歳のときだった。２年後、ルイスは信号で停まった母の車から逃げ出し、以来、私たちは一度も彼に会っていない。それからずっと、彼は行方不明者リストに登録されている。私がベイビュー・ハンターズ・ポイントに来たのは、ルイスが理由だった。患者たちの顔に、兄の顔、可能性、基本的な価値を見ているのだ。

いま思えば、周囲の環境に必要以上に同調することで、自分が母の病気に適応してきたのがわかる。私にとって、家にいる母親がどちらかをすばやく見極めることは、無事に家庭で過ごすためのカギだった。いまでは、人に何かあれば、その態度から容易に察することができる。いわば第六感のようなものだ。子供のころの苦しみも予測不能な状況も二度と味わいたくはないが、すべてを消し去りたいとも思わない。それらはいまの私を作り上げてきた大きなパーツなのだ。人の波長に合わせられる自分のこの能力を、ささやかな超能力のように思うこともある。おかげで患者にやんわりと、かつ的確な質問をし、即座に問題の核心をつくことができる。これは医師という仕事において大きな贈り物だ。

母親の病気に対処した経験は、医学部や研修医時代にも役立った。アドレナリンが大量に分泌される状況こそ、私が輝く場所だった。似たような理由で医師を目指した同僚が多いと聞いても驚かないだろう。他の人なら面食らったり、いらだったりする状況でも、私の脳や身体はハラハラする状況に慣れている。研修医2年目のある日、スタンフォード大学の小児集中治療室で、肝臓と腸の一部を移植され、このまま順調に回復して自力で呼吸ができるようになると思われていた患者の気管チューブを外す役目を任された日のことを、私は決して忘れない。最初の数分間、患者の容体は安定しているように見えた。だが私の担当医が病室を出たあとに、容体が急変し、心肺が停止した。すると私の脳と身体が猛然と動き出し、まさしく訓練どおりにすばやく、正確な処置を施したのだ。知らせを聞いて駆け戻ってきた担当医は、ベッドの上で心臓マッサージを施し、看護師に向かってエピネフリンの投与を叫んでいる私の姿を目撃した。やがてすべてが終わり、患者が拍動を取り戻して容体が安定すると、いまの出来事の報告を聞きながら、担当医は頭をふった。

「いったい何なの？」と彼女は訊いた。

「何、とは？　心停止を起こした患者に、プロトコルどおりに心臓マッサージをしたのですが」

彼女は笑った。「それはわかってる。ただ、あんなにすばやく毅然と対応する研修医を見たことはないって話」

私は肩をすくめた。だって、プロトコルに書かれていたから、と心のなかでつぶやいた。

あの別世界のような明快さ、実力以上の集中力とパフォーマンスは、フットボールファンの兄たちが言うところの「ビーストモード」だ。闘争・逃走反応が働く仕組みである。あの日、患者のいるＩＣＵの廊下に立って、私はほほ笑んだ。ディフェンスラインを飛び越え、エンドゾーンに到達したランニングバックのような力強さと機敏性をひそかに感じていた。ナディン1点、死神0点。医師はどれほど見事な仕事をしても、シンシナティ・ベンガルズのイッキー・ウッズのようにシャッフルを踊ったりはしない。だが、そのときの私は、トイレの鏡に向かってガッツポーズくらいはしたかもしれない。

・・・

ＡＣＥというコインの両面に対処してきた経験は、私が仕事をするうえでの推進力となっている。小児期の逆境に関する長期的な影響のすべてが苦しみではないことを、私は知っている。なかには忍耐、深い共感、守ろうという強い決意、ささやかな超能力を培う人もいるだろう。そしてそれは、人々の皮膚の下に、ＤＮＡに入りこみ、私たちという人間を形成する重要な要素になっている。

私はＡＣＥを抱えて育った人たちが、彼らの幼少期を「克服」する必要はないと思っている。逆境を忘れたり、責めたりしても仕方がない。まずはＡＣＥに対する対策を講じること、そして悲劇でもおとぎ話でもなく、意味のある現実としてその影響やリスクをきちんと直視することだ。特定の状況で脳や身体がどう反応するかをわかっていれば、先を見越した行動を取れるようになるし、きっかけを特定することも、あなた自身やあなたの愛する人たちを守ることもできるようになる。

大事なのは、逆境がいかに家族の繊細な関係を破壊し、私たちにのしかかるかを理解することだ。やむをえず起こってしまった場合でも、これまで学んだ科学的知識を用いて、自分や相手を支え、子供を守ることができると知っていることが重要である。親や保護者として、自分が苦しいときにそれを認めるのは難しいだろう。子供を見捨ててしまったり、そう想像したりするだけでも、私たちはいとも簡単に罪悪感や恥ずかしさに捕らわれてしまう。だが覚えていてほしいのは、逆境が自分に及ぼす影響は、あなたの人となりには関係ないということだ。恥ずかしがっても仕方がないし、何の助けにもならない。

とはいえ、それが簡単ではないことはわかっている。もしあなたがACEを抱えていたら、どんなときにストレス反応が不具合を起こすかを認識するのは困難だろう。自分で時間をかけて癒そうとするのは、さらに難しいかもしれない。ACEを抱えた親なら、いや、ACEを抱えていなかったとしても、親であるあなたの困難は2倍になる。自分の世話をし、さらに子供を守らなければならないからだ。言い換えれば、これまで見てきたように、自分の世話をすることではじめて子供を守ることができるのだ。

患者の治療法を探求する医師として、人格形成や身体の働きに対するトラウマや逆境の強い影響力を学んできた私だったが、残念ながら、そして意外にも、まったく異なる形でそれを痛感することとなった——ひとりの母親として。

私は正常ではない親になる、というのがどういうことか知っている。講演に行くと、よく自分の特殊な家族構成や、4人のかわいい子供たちのことを話す。だがそれは、聞き手に気まずい思いをさせないための嘘である。実際は、5人の子供がいる。エバンが脳卒中を起こす1年ほど前、私自身、身体的に危険な状態にあった。2014年1月31日午前5時51分にジギー・ハリスは生まれた。ジギーは14分と37秒しか生きられなかった。看護師が私の腕から青ざめて生気のない赤ん坊を引き取った瞬間は、人生最悪の瞬間だった。

ジギーは6カ月間、私の秘密の友人だった。妊娠の経験がある母親ならわかると思うが、あの子が最初の、あるいは最後の呼吸をするずっと前から、私たちは大親友だった。ジギーはパイナップルが好きで、調理した肉のにおいが嫌いで、頭を下にして子宮の右側に寄り添うのがお気に入りのポジションだった。左の肋骨当たりに感じるキックから予想するに、きっと柔道で黒帯を取るだろうという確信があった。あの子を失い、私は取り乱した、というのはあまりにぬるすぎる表現だろう。

夫と私の悲しみ方はまったく違っていた。彼はみんなの、とくに子供たちの世話に没頭した。子供たちが学校に遅刻しないよう送り出し、食料品は冷蔵庫、その他のものはテーブルの上に必ず置いた。でも、私はだめだった。自分の面倒も見られず、ましてや他人のことなどかまっていられなかった。

ジギーを失ってから3日ほど経ったある朝、私は4時半に目を覚ました。眠れなかった。残酷な体の仕組みのせいで、母乳がにじむ。すると突然、この家にいるのが我慢できなくなった。すべてが赤ん坊を思い出させる。大きなお腹を支えていた抱き枕は不要になり、ベッドの隣に転がっているが、それも直視できない。私はアルノにどこかほかの場所に連れていくよう頼んだ。この家から逃げ出したかった。

アルノの表情に、ひどく心配する気持ちと恐怖が見て取れた。自分の妻がおかしくなったのではないかと不安に思っているのは明らかだった。

「ナディン、何を言っているんだい?」と優しく言う。「子供たちは今日も学校に行かなきゃいけないんだよ」

私は夫をひたと見つめた。どうして子供が学校に行く話なんかをしているのだろう？　ここから離れたいと言っているのに。いい、い、い、い、もう1分たりともこの家にはいたくないというのに。

「あなたが連れて行ってくれないなら、自分で行く！」。私はそう叫ぶと、車の鍵をつかんで玄関を飛び出した。夫と、眠っている3人の子供を家に残して。自分という皮を脱ぎ捨ててしまいたかった。少しでも落ち着ける場所を見つけたかった。それが間違いだった。家にいるより最悪なのは、ひとりになることだった。

1時間後、気づくとアービン・ストリートとナインス・ストリートの角にあるスターバックスの前に停めた車に座り、ハンドルに突っ伏して激しく泣きじゃくっていた。いったい自分は何をしようとしているのか。

顔を上げると、バックミラーに自分の姿が見えた。一瞬、誰だかわからなかった。鏡の向こうから見つめ返してくる血走った目は、母のそれにそっくりだった。

ふいに、車の窓を叩く音がした。

神の御業だろうか、早朝のランニングに出ていたエバンが、たまたまアービン・ストリートを通りかかって、私の車を見つけたのだ。

私は窓を下ろした。

「大丈夫かい？」とエバンは訊いた。

その瞬間、自分が大丈夫ではないことに気づいた。私は全然大丈夫じゃなかった。助けが必要だった。

自分が機能していないことに気づくと、自分は子供を傷つけなかっただろうかとまず思った。仕事柄、動揺した母親の影響が本人だけにとどまらないことはわかっていた。それに、家族がこの事態を乗り切るのに重要なふたつのこともわかっていた。ひとつめは、子供たちに必要な保護と愛を与えること。ふたつめは、自分に必要な支援とケアを受けること。これを知っていたおかげで、事態は大きく変わった。

その日、サラが私たちの家へ泊りにきた。そして4人の子供たちに、私にはできなかった安全で、安定した子育て環境を与えてくれた。サラが子供たちの面倒を見てくれたので、アルノはずっと私に付き添っていた。今朝の経験を経てはじめて、彼が私と子供、両方の面倒を見るのは無理だとわかった——私たちには「村」が必要だったのだ。私たち家族が一番つらいときに、そばで支えてくれたエバンとサラには感謝してもしきれない。

失ったわが子のことを考えない日はない。楽観的な私でも、あの子の死の意味を見出せずにずっと苦しんできた。それでも、やはり自分たちは幸運なのだろう。私が打ちのめされたあのとき、私には支えてくれる仲間がいた。それは本当に感謝すべきことだ。車に座り、スターバックスの前で泣きながら、あの刹那、目指すべき親になれないというのはこういうことかと感じていた。母には、私やアルノのように支えてくれる仲間がいなかった。それに有害なストレスに関する20年分の研究も存在しなかったから、有害なストレスが子供に与える影響も、自分や子供たちを救う手段も知らなかった。彼女はできる範囲でベストを尽くしたのだ。

しかしいまは、違う。私たちには多くの知識がある。逆境の物語を書き直し、有害なストレスの世代間サイクルを断ち切れると、私は信じている。両親、継父母、養父母、祖父母をはじめ、生きていくうえでぶつかる困難や、自身の逆境体験にも負けず、この世で最高の子育てをしようと奮闘するすべての保護者のために、私は本書を記した。そして、大きな困難に直面している世界中の子供や若者のため、小児期体験が健康状態に影響をもたらしている大人たちのためにも。夕食の席、診療所、ＰＴＡの集まり、法廷、議会、あらゆる場所でこの問題が話題になることを願っている。そして何より——大きくても、小さくても——みんながこの問題に対して行動を起こしてくれることを心から願っている。

それを意識するのは、あなた自身のストレス反応が起動した際に愛する人々を傷つけない対応を学ぶときかもしれないし、困っている子供を導く役目を担ったときかもしれないし、担当医と話をしたときかもしれないが、いずれにしても、ＡＣＥへの反応を変えるために、社会の一員として私たちひとりひとりにできることが必ずある。

ひとりひとりがこの問題に向き合う勇気を持てたとき、私たちの健康だけでなく、世界を変える力を持つと、私は信じている。

終章——20年後のACE

Epilogue

2040年現在、状況は少し変わっている。私はおばあちゃんになり（といってもまだまだ若いから、見た目ではわからないと思うが）仕事も退職し、庭いじりをしていないときは、孫たちを忙しく追いかけ回している。孫は4歳と5歳と7歳で、もちろんものすごく甘やかしているが、これはこの世がはじまったときからすべての祖父母が味わう後ろめたい喜びだ。

一番上の息子たち（双子）は37歳になり、嫁であるふたりの義理の娘もいい子たちで、はじめての妊婦検診のあと、検診でACE検査が通常の検査として行われたと私に連絡してくれた。いまでは普通になったとはいえ、CYWが協力してつくったガイドラインどおりに医師が検査を行っているという話を、私がいまだに喜ぶことを知っているのだ。私の思い出話に付き合う妻たちを見て、息子たちはあきれたような顔をするが、子供の学校の書類を記入する際、予防接種やツベルクリン反応検査のチェック項目と一緒に記載されたACE検査を受けたかどうかの項目を見るたびに、あの子たちがひそかに誇らしく思っているのを私は知っている。

グレイ坊やは、もうその名前で呼ばれるのを嫌がり、公立小学校で3年生の生徒を教えている。デスクからＡＣＥのガイドラインを取り出しては、学校がＡＣＥにどう取り組んでいるかを話してくれる。その一環として、生徒の有害なストレスの症状を、教師が認識できるようにしているという。グレイは毎朝教室で瞑想の時間[1]を設け、生徒たちが新たな気持ちで1日をはじめ、1年を通じて取り組んできた自己抑制能力を強化できるようにしているそうだ。

私も引退はしたが、スタンフォード大学医学部の1年生向けに、ＡＣＥや有害なストレスに関する講座をひとつは受け持つようにしていて、クラスには現在、息子のキングストンが在籍している。授業は生物学的なメカニズムからはじまり、学期末を迎えるころには、破壊された神経・内分泌・免疫系システムを治癒するための最新治療について議論を交わすことになる。

公衆衛生の面でのムーブメントははじまっていた。20年前、ＣＹＷは、アメリカ心臓協会、アメリカがん協会、アメリカ肺協会に率いられた擁護団体や教育組織の招集を支援し、力を合わせて強力な公教育キャンペーンを作り上げた。それは口コミ動画からはじまり、ビルボード、診察室のポスター、スーパーボールの広告へと広がりをみせた。有名人が「ＡＣＥに向き合う」広告キャンペーンに無償で参加し、自分たちの物語を伝えると共に、行動を呼びかけた――自分のスコアを知り、治療法を学ぶようにと。私の息子の世代は、逆境を取り巻く烙印を気にすることなく、大人になった最初の世代だ。

今日では、ＡＣＥスコアはピーナツアレルギーと同じくらい、持っていても恥ずかしいものではなくなっている。だがキャンペーンは人々の態度を変えただけではない。20数年後、ACEをひとつ以上抱えるアメリカ人の数は40％減少し、ACEを4つ以上抱えるアメリカ人の数は60％減少したと報告されている。逆境となるような出来事はいまだに起こっているが、もはや世代間で受け継がれていくことはない。

2020年の回復力投資（レジリエンス・インベストメント）法では、スクリーニング、治療、研究のために、政府から補助金が割り当てられ、大成功を収めたチルドレンズ・オンコロジー・グループに倣った国立協会が組織された。医療費の支出を2桁減らすことで、将来の国家的優先課題へ予算を回すことができた。幼少期のケアや教育プログラムの予算が増額されたのは言うまでもない。驚いたのは、米国国務省から連絡を受け、他の国々と密に連携して、紛争の多い地域でのACE検査や早期治療を大々的に展開する、という新たなプログラムに助言してほしいと頼まれたことだ。若い世代に予防策を講じておけば、彼らがギャングや民兵、反乱などに加わりたいという誘惑を抑えられるだろう。有害なストレスの科学は、世界の安全を維持する強力な道具となっていて、米国軍もまた、戦闘から戻ってきた兵士たちを助けるために、この最新の治療を用いている。

結局のところ私はできる範囲で手を貸しているが、たいていの場合、私にできることはほとんどない。ムーブメントとして動き出したものが――基礎となる基盤、医療の基準、常識――そのまま人々を動かしている。だからアルノと私は、だいたいただの祖父母として過ごしている。孫たちを公園に連れていき、買うべきではないものを買ってあげ、彼らが紙飛行機を飛ばしっこしているのを見かけたら、巻き尺とストップウォッチを手にして笑うのだ。彼らがぐるりと目を回し、科学の講義がはじまる前に逃げ出すところを――ただし、ひとりを除いて。

付録1
ACEスコアツール～あなたのスコアは？

18歳になる前に：

1　家庭内で親やその他の大人によく……罵られたり、侮辱されたり、貶められたり、恥をかかされたり、もしくは肉体を傷つけられるかもしれないと思われるような行為をされたことがある。

〔はい　いいえ〕

2　家庭内で親かその他の大人によく……押されたり、つかまれたり、叩かれたり、何かを投げつけられたり、もしくは強く殴られてあざが残ったり、けがをさせられたりしたことがある。

〔はい　いいえ〕

3　大人や、5歳以上年上の人間から……触られたり、撫でられたり、性的な触れ方を要求されたり、もしくはオーラルセックスや性行為を求められたり、実際にさせられたことがある。

〔はい　いいえ〕

4　家族の誰からも愛されていない、大事に思われていない、特別に思われていないと感じたり、もしくは家族が互いに面倒を見ず、疎遠で、非協力的だと思ったりすることが多かった。

〔はい　いいえ〕

5　食事が足りていない、汚れた衣服を身につけなければならない、誰も守ってくれないと感じたり、もしくは両親の飲酒やドラッグのせいで、面倒を見てもらえなかったり、必要なときに医師に連れて行ってもらえないと感じることが多かった。

〔はい　いいえ〕

6　両親の別居や離婚を経験したことがある。

〔はい　いいえ〕

7　母親もしくは義理の母親が……しょっちゅう押したり、つかんだり、叩いたり、物を投げつけたり、場合によっては、蹴ったり、噛みついたり、拳で殴ったり、硬いもので殴りつけてきたり、あるいは、少なくとも数分にわたって何度も殴りつづけたり、銃やナイフで脅してきたりしたことがある。

〔はい　いいえ〕

8　飲酒やアルコール、ドラッグの問題を抱えていた人物と暮らしたことがある。

〔はい　いいえ〕

9　家庭内にうつや精神疾患をわずらった、もしくは自殺未遂をしたことのある人物がいた。

〔はい　いいえ〕

10　家庭内に刑務所に行った人物がいる。

〔はい　いいえ〕

「はい」の数を合計してください：〔　　〕

これがあなたのＡＣＥスコアです。

付録2
CYW逆境的小児期体験質問票

両親または保護者が記入してください

今日の日付：〔　　　年　　月　　日〕
お子さんの名前：〔　　　　　　　　〕
お子さんの生年月日：〔　　　年　　月　　日〕
あなたの名前：〔　　　　　　　〕
お子さんとの続柄：〔　　　　　　〕※親・継父母・養父母・祖父母・兄姉など

多くの子供が、健康や幸福に影響を及ぼすようなストレスの多い出来事を経験しています。この質問票をもとに、担当医がお子さんの健康を評価し、今後の方針を決定します。以下の文章を読み、お子さんに当てはまる項目を数えてください。

当てはまる項目に特定の印をつけないようお願いします。

セクション１：お子さんにいくつ当てはまりますか。合計数を記入してください。

お子さんが生まれてから……

■子供の両親または保護者が別居、離婚をした。

■子供が刑務所に入っていた人物と一緒に暮らしたことがある。

■子供がうつ病や精神疾患の患者、自殺未遂者と暮らしたことがある。

■世帯員同士が傷つけたり脅し合ったりする場面を子供が目撃あるいは耳にしたことがある。

■世帯員が子供を怖がらせる意図をもって罵ったり、侮辱したり、辱めたり、蔑んだり、もしくは子供が肉体的に傷つけられるのではと怯えるような行為をしたことがある。

■誰かが性的な意図をもって子供の私的《プライベート》な場所を触ったり、または触るよう求めたりしたことがある。

■子供が食事、衣服、住居のない状態で、または守ってくれる大人の存在なしで過ごしたことが一度以上ある。

■子供を押したり、つかんだり、叩いたり、物を投げつけたりする人物がいたり、もしくは子供が強く殴られて傷やあざを負ったことがある。

■子供が飲酒やドラッグの問題を抱えている人物と暮らしていたことがある。

■子供が支えや愛や保護がないと感じることが多かった。

お子さんに当てはまる項目の数を記入してください：〔　〕

セクション2：お子さんにいくつ当てはまりますか？　合計数を記入してください。

お子さんが生まれてから……

■子供が養護施設に入っていたことがある。

■子供が学校で嫌がらせやいじめを受けたことがある。

■子供が親や保護者の死を経験している。

■子供が国外追放や移民局を通じて主要な保護者から引き離されたことがある。

■子供が大きな手術を経験したり、生命に関わるような病気を患ったりしたことがある。

■子供が家の近所や学校近隣で暴力行為を目にしたり耳にしたりする機会が多かった。

■子供が人種、性的指向、生まれ、障害、宗教のせいで不当に扱われることが多かった。

お子さんに当てはまる項目の数を記入してください：〔　〕

謝辞

まずは患者の皆さんにお礼を述べると共に、私と人生を分かち合い、大切な宝物であるお子さんの世話を託してくれた、家族の皆さんに感謝を申し上げねばなりません。また、私を受け入れ、支え、共にこの学びの旅路に赴いてくれた、ベイビュー・ハンターズ・ポイントの皆さんにも深い感謝を捧げます。とくに私を導き、信頼し、地域を挙げてベイビュークリニックを全力で応援してくださったドウェイン・ジョーンズに。

長年の夢ではあったものの、まさか本当に本書を執筆できるとは思ってもみませんでした。まさに「叶えるためには、まず夢を見ること」。大切な友人であるキャスリン・ケリー・ジェイナスとアンジャ・マニュエルに感謝します。彼女たちは自分たちの主張を世界に発信し、私にも声を上げるよう、背中を押してくれました。パロアルト時代に通っていたオーロン小学校の5年生と6年生のときの担任フェイ・モリソン先生にも感謝を。先生のおかげで読み書きが好きになりました。

レイチェルとザラ、あなたたちが愛をこめて私の子供たちを世話してくれたおかげで、私は他の子供たちのお世話をすることができました。ありがとう。

ポール・アンド・デイジー・ソロス奨学金財団は、私の医学部進学を支援し、（学生ローンとは対照的に）心のままに進む自由を与えてくれました。またこの財団のスタン・ヘギンボサムとウォーレン・イルシュマンは「人生を設計する」よう、そして世界に出てそれを学ぶよう励ましてくれました。

公衆衛生の勉強や、リサーチトレーニングを支えてくれたのはアメリカ国立衛生研究所です。研修を終えたばかりの私が口にした、ベイビュー・ハンターズ・ポイントにクリニックを開くという途方もない夢を信じてくれた、カリフォルニア・パシフィック・メディカル・センター（ＣＰＭＣ）のマーティン・ブロートマン、スティーブ・ロックハート、テリー・ジョバンニーニにもお礼を申し上げます。

シェリル・ポーク、アン・オリアリー、ジェニファー・シーベル・ニューサム、エスタ・ソレール、スージー・ロフタス、レノア・アンダーソン、ジェニファー・ピッツ、ジョージ・ハーバーソン、ジェフ・カナダ、ブライアン・スティーブンソン、カマラ・ハリスといったよき指導者の方々にも助けていただきました。

有害なストレスの治癒に対する最初の一歩は、そもそもその存在を理解することにあります。ジェイミー・レッドフォード、アシュリー・ジャッド、アンナ・ディーバ・スミス、世間にそのことを伝えてくれてありがとう。

ポール・タフと初めて会ったのは、２００９年にニューヨークで行われたある会議の席でした。当時彼がニューヨーク・タイムズ誌で働いていると聞いた私は、ＡＣＥと有害なストレスについての話を45分間延々とつづけました。ポールが逃げ出さず、それどころか熱心に耳を傾け、情報を発信してくれたことに心から感謝します。

本書に書かれた研究や科学はすべて、私よりも先に、有害なストレスとその治療法に関する理解を広めるために尽力してきた研究者や医師たちのたゆまぬ努力の賜物です。全員の名前を挙げることは叶いませんが、この分野の科学的基礎を築いてくれた皆さんに、私がいかに刺激を受け、感謝しているかをお伝えできれば幸いです。モニカ・シンガー、サラ・ヘマー、ホイットニー・クラーク、トッド・レンシュラー、リサ・グティエレス・ワン、スーザン・ブライナー、デニス・ダウド、アンディ・ガーナー、エバ・イール、シーラ・ウォーカー、パメラ・キャンター、ジャック・ションコフ、トム・ボイス、ナンシー・アドラー、ロイ・ウェイド、マーク・レインズ、アリシア・リーバーマン、ロブ・アンダ、ビンス・フェリッティ、ビクター・キャリオン、とりわけ彼らから受けた影響は大きく、おかげでＡＣＥや有害なストレスを特定し、治療する方法を具体化することができました。

私のリーダーシップ・コーチであるジャスティン・シャーマンは、くじけそうになった私を忍耐強く最後まで導いてくれました。本当にありがとう。

本書に掲載されたデータはすべて、サクディップ・ピュアウォルをはじめ、モニカ・ブッチとカディアトウ・コイタなど、センター・フォー・ユース・ウェルネスのすばらしい研究チームの協力のもと、デビー・オーが細心の注意を払って集めたものです。彼女たちの仕事ぶりは正確無比です。また、センター・フォー・ユース・ウェルネスとベイビュー・チャイルド・ヘルス・センターの優秀なチームの皆さん、および（過去も現在も含めた）役員会、指導者委員会、地域の諮問機関にもお礼を申し上げます。日々、人と人との関係性が癒しの力を持つことを示そうと奮闘し、何百万という人々の健康と生活を改善するためのビジョンを伝えてくれた、皆さんのような思慮深く、献身的な方たちと共に働けるのは私にとって無上の喜びです。

ホートン・ミフリン・ハーコート出版社ですばらしいチームの協力を得たことも、とても幸運でした。切れ者で陽気なコピーエディター（原稿整理編集者）トレイシー・ローと、熱心な質問と巧みな編集で本書を期待以上にすばらしいものに仕上げてくれたディアン・アーミーに格別の感謝を。

本書を執筆するよう励ましてくれたのは著作権代理人であるダグ・エイブラムズで、彼の大胆な性格は他人をも大胆に変えます。彼と、ララ・ラブ・ハーディンをはじめとするアイデア・アーキテクツのすばらしいチームには多くの協力をいただき、とくに共同制作者であるローレン・ハムリンには大変お世話になりました。ありがとう、ローレン。あなたの創造力、勤勉さ、協力、ひねくれたユーモアのセンスに感謝します。

これまで私が成し遂げてきたことはすべて、誰かが私を信じ、私に投資をしてくれたおかげです。私や私のチームに先行投資をし、その過程で私を育ててくれた人々の厚意がなければ、いまの私はありません。ジョージ・サルロ、エレイン・ゴールド、トムとジャメル・パーキンス夫妻、ジョンとリサ・プリッツカー夫妻、ボブ・ロスとカリフォルニア・エンダウメントの仲間たち、ラッセルとベス・シーゲルマン夫妻、ＣＰＭＣのウォーレン・ブラウナー、バーバラ・ピカワー、ジャクリーン・フュラーとグーグル・ドット・オーグの皆さん、ダニエル・ルーリーとティッピング・ポイントの皆さん、ラス・シェイバーとタラ・ヘルス基金の皆さん、なかでも本書の草案を読み、確固たる洞察を述べ、本書が万全の作品になるよう提案してくれたシェイバー博士に格別の感謝を送ります。

本書のために快く物語を共有してくれた患者の皆さん、同僚、友人、家族にも感謝します。彼らの歴史が、治癒の種を育てる土壌となりますように。

そして最大の感謝を私の家族に。母さん、父さん、兄さん、義姉さん、いとこたち、おばさん、おじさん、そしてアメリカとジャマイカ両方のジャマイカ人一族すべてに感謝します。彼らは私の村であり、レジリエンス（回復力）という言葉の体現者です。

私の４人の息子たち、ペトロス、パウロス、キングストン、グレイからもらう喜びや刺激のおかげで、日々、次世代のためにベストを尽くそうと頑張れます。

最後になりますが、夫には感謝の言葉もありません。私の人生最大の幸運は、アルノ・ハリスと出会ったことでした。彼は私の人生に、愛と、つながりと、やさしさと、喜びと、忍耐と、楽しさを与えつづけてくれる泉です。加えて頭の回転も速く、すこぶるホットです。本書の草案を数えきれないくらい読み、貴重な意見を述べ、編集を提案してくれただけでなく、本書を少しでも早く世に出せるようにと、おしめの交換、子供たちの送迎、食事の準備、お風呂、寝る前の読み聞かせなど、これまで以上に積極的に引き受けてくれた彼には、心の底から感謝しています。

第11章　満ち潮

1：Keith S. Dobson and Dennis Pusch, "The ACEs Alberta Program: Phase Two Results—A Primary Care Study of ACEs and Their Impact on Adult Health," presentation, November 2015.
2：同上。

第12章　細菌とストレス

1：Maura O'Leary et al., "Progress in Childhood Cancer: 50 Years of Research Collaboration, a Report from the ," *Seminars in Oncology* 35, no.5(2008): 484-93.
2："SWOG: History," SWOG, http://swog.org/visitors/history.asp.
3：Ronald Piana, "The Evolution of U.S. Cooperative Group Trials: Publicly Funded Cancer Research at a Crossroads," *ASCO Post*, March 15, 2014, http://www.ascopost.com/issues/march-15-2014/the-evolutionof-us-cooperative-group-trials-publicly-funded-cancer-research-at-a-crossroads/.
4：C. N. Trueman, "Joseph Lister," History Learning Site, www.historylearningsite.co.uk.

終章

1：David Lynch Foundation, "The Quiet Time Program: Restoring a Positive Culture of Academics and Well-Being in High-Need School Communities," https://www.davidlynchfoundation.org/pdf/Quiet-TimeBrochure.pdf.【リンク切れ】

Distress in Early Life Is Associated with an Increased Risk of Childhood Asthma," *American Journal of Respiratory and Critical Care Medicine* 177, no.2(2008): 142-47; Peter A. Wyman et al., "Association of Family Stress with Natural Killer Cell Activity and the Frequency of Illnesses in Children," *Archives of Pediatrics & Adolescent Medicine* 161, no.3 (2007): 228-34; Miriam J. Maclean, Catherine L. Taylor, and Melissa O' Donnell, "Pre-Existing Adversity, Level of Child Protection Involvement, and School Attendance Predict Educational Outcomes in a Longitudinal Study," *Child Abuse & Neglect* 51(2016): 120-31; Timothy T. Morris, Kate Northstone, and Laura D. Howe, "Examining the Association Between Early Life Social Adversity and BMI Changes in Childhood: A Life Course Trajectory Analysis," *Pediatric Obesity* 11, no.4(2016): 306-12; Gregory E. Miller and Edith Chen, "Life Stress and Diminished Expression of Genes Encoding Glucocorticoid Receptor and B2-Adrenergic Receptor in Children with Asthma," *Proceedings of the National Academy of Sciences* 103, no.14(2006): 5496-5501; Nadine J. Burke et al., "The Impact of Adverse Childhood Experiences on an Urban Pediatric Population," *Child Abuse and Neglect* 35, no.6(2011): 408-13.

6：Zulfiqar A. Bhutta, Richard L. Guerrant, and Charles A. Nelson, "Neurodevelopment, Nutrition, and Inflammation: The Evolving Global Child Health Landscape," *Pediatrics* 139, supplement 1(2017): S12-S22.

7：Cheryl L. Sisk and Julia L. Zehr, "Pubertal Hormones Organize the Adolescent Brain and Behavior," *Frontiers in Neuroendocrinology* 26, no.3(2005): 163-74; Pilyoung Kim, "Human Maternal Brain Plasticity: Adaptation to Parenting," *New Directions for Child and Adolescent Development* 2016, no.153(2016): 47-58.

8：同上。

9：Roy Wade et al., "Household and Community Level Adverse Childhood Experiences and Adult Health Outcomes in a Diverse Urban Population," *Child Abuse and Neglect* 52(2016): 135–45.

10：AHRQ Patient Safety, *TeamSTEPPS: Sue Sheridan on Patient and Family Engagement*, YouTube video, posted April 2015, https://www.youtube.com/watch?v=Hgug-ShbqDs.

11：Susan Carr, "Kernicterus: A Diagnosis Lost and Found," *Newsletter of the Society to Improve Diagnosis in Medicine* 2, no.2(2015): 1-3.

第10章　最強の緩衝材

1：Academy of Integrative Health and Medicine, "What Is Integrative Medicine?," https://www.aihm.org/about/what-is-integrative -medicine/.【リンク切れ】

2：I. D. Neumann et al., "Brain Oxytocin Inhibits Basal and Stress-Induced Activity of the Hypothalamo-Pituitary-Adrenal Axis in Male and Female Rats: Partial Action Within the Paraventricular Nucleus," *Journal of Neuroendocrinology* 12, no.3(2000): 235-44; Camelia E. Hostinar and Megan R. Gunnar, "Social Support Can Buffer Against Stress and Shape Brain Activity," *AJOB Neuroscience* 6, no.3(2015): 34-42.

Function," *Frontiers in Molecular Neuroscience* 7(2014); Kit-Yi Yam et al., "Early-Life Adversity Programs Emotional Functions and the Neuroendocrine Stress System: The Contribution of Nutrition, Metabolic Hormones and Epigenetic Mechanisms," *Stress* 18, no.3(2015): 328-42; Aisha K. Yousafzai, Muneera A. Rasheed, and Zulfiqar A. Bhutta, "Annual Research Review: Improved Nutrition-A Pathway to Resilience," *Journal of Child Psychology and Psychiatry* 54, no.4(2013): 367-77.
13：Janice K. Kiecolt-Glaser, "Stress, Food, and Inflammation: Psychoneuroimmunology and Nutrition at the Cutting Edge," *Psychosomatic Medicine* 72, no.4(2010): 365
14：Elizabeth Blackburn and Elissa Epel, The Telomere Effect: A Revolutionary Approach to Living Younger, Healthier, Longer (New York: Grand Central Publishing, 2017).
15：John W. Zamarra et al., "Usefulness of the Transcendental Meditation Program in the Treatment of Patients with Coronary Artery Disease," *American Journal of Cardiology* 77, no.10(1996): 867-70.
16：Amparo Castillo-Richmond et al., "Effects of Stress Reduction on Carotid Atherosclerosis in Hypertensive African Americans," *Stroke* 31, no.3(2000): 568-73.
17：L. E. Carlson et al., "Mindfulness-Based Stress Reduction in Relation to Quality of Life, Mood, Symptoms of Stress and Levels of Cortisol, Dehydroepiandrosterone Sulfate (DHEAS) and Melatonin in Breast and Prostate Cancer Outpatients," *Psychoneuroendocrinology* 29, no.4(2004): 448-74, doi: 10.1016/ s0306-4530(03)00054-4.
18：Michael T. Baglivio et al., "The Prevalence of Adverse Childhood Experiences (ACE) in the Lives of Juvenile Offenders," *Journal of Juvenile Justice* 3, no.2(2014): 1.

第9章　ガスリー・テスト

1：Jean Koch, *Robert Guthrie - the PKU Story: A Crusade Against Mental Retardation* (Pasadena, CA: Hope Publishing, 1997), 155-56.
2：同上。
3：Jason Gonzalez and Monte S. Willis, "Robert Guthrie, MD, PhD," *Laboratory Medicine* 40, no.12(2009): 748-49, http://labmed. oxfordjournals.org/content/40/12/748.
4：Anna E. Johnson et al., "Growth Delay as an Index of Allostatic Load in Young Children: Predictions to Disinhibited Social Approach and Diurnal Cortisol Activity," *Development and Psychopathology* 23, no.3(2011): 859-71; Marcus Richards and M. E. J. Wadsworth, "Long-Term Effects of Early Adversity on Cognitive Function," *Archives of Disease in Childhood* 89, no.10 (2004): 922-27; Meghan L. McPhie, Jonathan A. Weiss, and Christine Wekerle, "Psychological Distress as a Mediator of the Relationship Between Childhood Maltreatment and Sleep Quality in Adolescence: Results from the Maltreatment and Adolescent Pathways(MAP) Longitudinal Study," *Child Abuse & Neglect* 38, no.12(2014): 2044-52.
5：Paul Lanier et al., "Child Maltreatment and Pediatric Health Outcomes: A Longitudinal Study of Low-Income Children," *Journal of Pediatric Psychology* 35, no.5(2009): 511-22; Anita L. Kozyrskyj et al., "Continued Exposure to Maternal

49.
2：Roseanne Armitage et al., "Early Developmental Changes in Sleep in Infants: The Impact of Maternal Depression," *Sleep* 32, no 5(2009): 693-96.
3：Sandhya Kajeepeta et al., "Adverse Childhood Experiences Are Associated with Adult Sleep Disorders: A Systematic Review," Sleep Medicine 16, no.3(2015): 320-30; Karolina Koskenvuo et al., "Childhood Adversities and Quality of Sleep in Adulthood: A Population-Based Study of 26,000 Finns," Sleep Medicine 11, no.1(2010): 17-22; Yan Wang et al., "Childhood Adversity and Insomnia in Adolescence," *Sleep Medicine* 21(2016): 12-18.
4：Michael R. Irwin, "Why Sleep Is Important for Health: A Psychoneuroimmunology Perspective," *Annual Review of Psychology* 66(2015): 143-72
5：同上。
6：同上。
7：同上。
8：同上。
9：Megan V. Smith, Nathan Gotman, and Kimberly A. Yonkers, "Early Childhood Adversity and Pregnancy Outcomes," *Maternal and Child Health Journal* 20, no.4(2016): 790-98; Inge Christiaens, Kathleen Hegadoren, and David M. Olson, "Adverse Childhood Experiences Are Associated with Spontaneous Preterm Birth: A Case-Control Study," *BMC Medicine* 13, no.1(2015): 124; Vanessa J. Hux, Janet M. Catov, and James M. Roberts, "Allostatic Load in Women with a History of Low Birth Weight Infants: The National Health and Nutrition Examination Survey," *Journal of Women's Health* 23, no.12(2014): 1039-45; Alice Han and Donna E. Stewart, "Maternal and Fetal Outcomes of Intimate Partner Violence Associated with Pregnancy in the Latin American and Caribbean Region," *International Journal of Gynecology and Obstetrics* 124, no.1(2014): 6-11.
10：Aaron Kandola et al., "Aerobic Exercise as a Tool to Improve Hippocampal Plasticity and Function in Humans: Practical Implications for Mental Health Treatment," *Frontiers in Human Neuroscience* 10(2016): 179-88; Nuria Garatachea et al., "Exercise Attenuates the Major Hallmarks of Aging," *Rejuvenation Research* 18, no.1(2015): 57-89.
11：Eduardo Ortega, "The 'Bioregulatory Effect of Exercise' on the Innate/Inflammatory Responses," *Journal of Physiology and Biochemistry* 72, no.2(2016): 361-69.
12：Cristiano Correia Bacarin et al., "Postischemic Fish Oil Treatment Restores Long-Term Retrograde Memory and Dendritic Density: An Analysis of the Time Window of Efficacy," *Behavioural Brain Research* 311(2016): 425-39; A. L. Dinel et al., "Dairy Fat Blend Improves Brain DHA and Neuroplasticity and Regulates Corticosterone in Mice," *Prostaglandins, Leukotrienes and Essential Fatty Acids* (PLEFA) 109 (2016): 29-38; Javier Romeo et al., "Neuroimmunomodulation by Nutrition in Stress Situations," *Neuroimmunomodulation* 15, no.3(2008): 165-69; Lianne Hoeijmakers, Paul J. Lucassen, and Aniko Korosi, "The Interplay of Early-Life Stress, Nutrition, and Immune Activation Programs Adult Hippocampal Structure and

2：Center on the Developing Child, "Five Numbers to Remember About Early Childhood Development (Brief)," updated April 2017, www.developingchild.harvard.edu.
3：Dong Liu et al., "Maternal Care, Hippocampal Glucocorticoid Receptors, and Hypothalamic-Pituitary-Adrenal Responses to Stress," Science 277, no.5332(1997): 1659-62.
4：Michael J. Meaney, "Maternal Care, Gene Expression, and the Transmission of Individual Differences in Stress Reactivity Across Generations," *Annual Review of Neuroscience* 24, no.1(2001): 1161-92.
5：Ian Weaver et al., "Epigenetic Programming by Maternal Behavior," *Nature Neuroscience* 7, no.8(2004): 847-54.
6：Gene H. Brody et al., "Prevention Effects Ameliorate the Prospective Association Between Nonsupportive Parenting and Diminished Telomere Length," *Prevention Science* 16, no.2(2015): 171-80.
7：Eli Puterman et al., "Lifespan Adversity and Later Adulthood Telomere Length in the Nationally Representative US Health and Retirement Study," *Proceedings of the National Academy of Sciences* 113, no.42(2016): e6335-e6342.
8：Aoife O'Donovan et al., "Childhood Trauma Associated with Short Leukocyte Telomere Length in Posttraumatic Stress Disorder," *Biological Psychiatry* 70, no.5(2011): 465-71.
9：Leah K. Gilbert et al., "Childhood Adversity and Adult Chronic Disease: An Update from Ten States and the District of Columbia, 2010," *American Journal of Preventive Medicine* 48, no.3(2015): 345-49.
10：Christina D. Bethell et al., "Adverse Childhood Experiences: Assessing the Impact on Health and School Engagement and the Mitigating Role of Resilience," *Health Affairs* 33, no.12(2014): 2106-15.

第７章　ACEの解毒剤

1：Alicia F. Lieberman, Patricia Van Horn, and Chandra Ghosh Ippen, "Toward Evidence-Based Treatment: Child-Parent Psychotherapy with Preschoolers Exposed to Marital Violence," *Journal of the American Academy of Child and Adolescent Psychiatry* 44, no.12(2005): 1241-48; Alicia F. Lieberman, Chandra Ghosh Ippen, and Patricia Van Horn, "Child-Parent Psychotherapy: 6-Month Follow-Up of a Randomized Controlled Trial," *Journal of the American Academy of Child and Adolescent Psychiatry* 45, no.8(2006): 913-18; Alicia F. Lieberman, Donna R. Weston, and Jeree H. Pawl, "Preventive Intervention and Outcome with Anxiously Attached Dyads," *Child Development* 62, no.1(1991): 199-209; Sheree L. Toth et al., "The Relative Efficacy of Two Interventions in Altering Maltreated Preschool Children' s Representational Models: Implications for Attachment Theory," *Development and Psychopathology* 14, no.4(2002): 877-908; Dante Cicchetti, Fred A. Rogosch, and Sheree L. Toth, "Fostering Secure Attachment in Infants in Maltreating Families Through Preventive Interventions," *Development and Psychopathology* 18, no.3(2006): 623-

no.1(2009): 14-23.
5：同上、19ページ。
6：National Scientific Council on the Developing Child (2005/2014), "Excessive Stress Disrupts the Architecture of the Developing Brain: Working Paper No.3," updated edition, https://developingchild.harvard.edu/resources/wp3

第5章　大きな乱れ

1：Victor G. Carrion et al., "Decreased Prefrontal Cortical Volume Associated with Increased Bedtime Cortisol in Traumatized Youth," *Biological Psychiatry* 68, no.5(2010): 491-93.
2：David W. Brown et al., "Adverse Childhood Experiences and the Risk of Premature Mortality," *American Journal of Preventive Medicine* 37, no.5(2009): 389-96
3：Salam Ranabir and K. Reetu, "Stress and Hormones," *Indian Journal of Endocrinology and Metabolism* 15, no.1(2011): 18-22
4：同上。
5：Cecilio Álamo, Francisco López-Muñoz, and Javier Sánchez-García, "Mechanism of Action of Guanfacine: A Postsynaptic Differential Approach to the Treatment of Attention Deficit Hyperactivity Disorder (ADHD)," *Actas Españolas de Psiquiatría* 44, no.3(2016): 107-12.
6："Five Numbers to Remember About Early Childhood Development," last updated April 2017,https://developingchild.harvard.edu/resources/five-numbers-to-remember-about-early-childhood-development/#note.
7：Nim Tottenham et al., "Prolonged Institutional Rearing Is Associated with Atypically Large Amygdala Volume and Difficulties in Emotion Regulation," *Developmental Science* 13, no.1(2010): 46-61.
8：Ranabir and Reetu, "Stress and Hormones," 18
9：Jerker Karlén et al., "Early Psychosocial Exposures, Hair Cortisol Levels, and Disease Risk," *Pediatrics* 135, no.6(2015): e1450- e1457
10：Shanta R. Dube et al., "Cumulative Childhood Stress and Autoimmune Diseases in Adults," *Psychosomatic Medicine* 71, no.2(2009): 243- 50
11：Andrea Danese et al., "Childhood Maltreatment Predicts Adult Inflammation in a Life-Course Study," *Proceedings of the National Academy of Sciences* 104, no.4(2007): 1319-24
12：同上、1320ページ。

第6章　スキンシップ

1：Todd S. Renschler et al., "Trauma-Focused Child-Parent Psychotherapy in a Community Pediatric Clinic: A Cross-Disciplinary Collaboration," in *Attachment-Based Clinical Work with Children and Adolescents*, ed. J. Bettmann and D. Demetri Friedman (New York: Springer, 2013), 115-39.

function to Many of the Leading Causes of Death in Adults: The Adverse Childhood Experiences (ACE) Study," *American Journal of Preventive Medicine* 14, no.4(1998): 245-58.

3：Vincent J. Felitti, "Belastungen in der Kindheit und Gesundheit im Erwachsenenalter: die Verwandlung von Gold in Blei," *Zeitschrift für psychosomatische Medizin und Psychotherapie* 48 (2002): 359-69.

4：同上

5：ACEのスコアが4点以上の患者が統計的に発症する疾患の例を以下に挙げる。ただし、関連疾患の統計的なリスクを集計する際にACEスコア3点以上を基準にする研究者もいる。

ACE研究の結果

ACE経験がない人に比べて、ACEスコア4以上の人は以下のリスクが格段に高い。

虚血性心疾患　2.2倍
がん　1.9倍
慢性気管支炎／慢性肺気腫（慢性閉塞性肺疾患）　3.9倍
脳卒中　2.4倍
糖尿病　1.6倍
自殺未遂　12.2倍
過度の肥満　1.6倍
過去1年で2週間以上のうつ症状　4.6倍
違法薬物の使用　4.7倍
薬物の静脈注入　10.3倍
喫煙　2.2倍
性病への感染　2.5倍

出典：Felitti、1998年

6：Maxia Dong et al., "Insights into Causal Pathways for Ischemic Heart Disease," Circulation 110, no.13(2004): 1761-66; Maxia Dong et al., "Adverse Childhood Experiences and Self-Reported Liver Disease: New Insights into the Causal Pathway," *Archives of Internal Medicine* 163, no.16(2003): 1949-56.

第４章　赤い車と熊

1：人間の脳には海馬と扁桃体がふたつずつ存在し二重構造になっているが、本書では便宜上単数形で記す。

2：Cecilio Álamo, Francisco López-Muñoz, and Javier Sánchez-García, "Mechanism of Action of Guanfacine: A Postsynaptic Differential Approach to the Treatment of Attention Deficit Hyperactivity Disorder (ADHD)," *Actas Esp Psiquiatr* 44, no.3(2016): 107-12

3：Monica Bucci et al., "Toxic Stress in Children and Adolescents," *Advances in Pediatrics* 63, no.1(2016): 403-28.

4：Jacqueline Bruce et al., "Morning Cortisol Levels in Preschool- Aged Foster Children: Differential Effects of Maltreatment Type," *Developmental Psychobiology* 51,

原注

Notes

第1章　何かがおかしい

1：“Attention-Deficit / Hyperactivity Disorder (ADHD),” Centers for Disease Control and Prevention, October 5, 2016, https://www.cdc.gov/ncbddd/adhd/diagnosis.html.
2：Mark Deneau et al., “Primary Sclerosing Cholangitis, Autoimmune Hepatitis, and Overlap in Utah Children: Epidemiology and Natural History,” *Hepatology* 58, no. 4 (2013): 1392-1400.
3：Building a Healthier San Francisco (December 2004).
4：同上　117ページ。
5：同上、42ページ。
6：*Take This Hammer*, directed by Richard O. Moore, National Education Television, 1963, https://diva.sfsu.edu/bundles/187041.【リンク切れ】
7：Judith Summers, *Soho: A History of London's Most Colourful Neighborhood* (London: Bloomsbury, 1989), 113-17.
8：Steven Johnson, The Ghost Map: The Story of London's Most Terrifying Epidemic — and How It Changed Science, Cities, and the Modern World (New York: Riverhead Books, 2006), 195-96.（スティーヴン・ジョンソン『感染地図歴史を変えた未知の病原体』河出書房新書、2007年）

第2章　ストレスホルモン

1：T. B. Hayes and T. H. Wu, “The Role of Corticosterone in Anuran Metamorphosis and Its Potential Role in Stress-Induced Metamorphosis,” *Netherlands Journal of Zoology* 45 (1995): 107-9.
2：同上。
3：James Norman, “Hypothyroidism (Underactive Thyroid Part 1: Too Little Thyroid Hormone),” Vertical Health LLC, http://www.endocrineweb.com/conditions/thyroid/hypothyroidism-too-little-thyroidhormone.【リンク切れ】

第3章　40ポンド

1：Child Sexual Abuse Task Force and Research and Practice Core, National Child Traumatic Stress Network, *How to Implement Trauma-Focused Cognitive Behavioral Therapy* (Durham, N.C.:: National Center for Child Traumatic Stress, 2004).
2：Vincent J. Felitti et al., “Relationship of Childhood Abuse and Household Dys-

■著者紹介

ナディン・バーク・ハリス（Nadine Burke Harris）

カナダ・バンクーバー生まれ。センター・フォー・ユース・ウェルネス（サンフランシスコ市、ベイビュー・ハンターズ・ポイント）の設立者兼CEO。幼少期の有害な経験と有害ストレスを後の健康への有害な影響と関連付けた功績で、ニューヨーカー誌などで紹介される。2015年に出演したTEDトーク「How childhood trauma affects health across a lifetime」の再生回数は600万を超えた。2016年にハインツ賞を受賞。ジェームズ・レッドフォード監督のドキュメンタリー映画『Resilience（レジリエンス）』にも登場した。本書が初の著書（書籍）。夫、4人の息子とともにサンフランシスコ在住。

■訳者紹介

片桐恵理子（かたぎり・えりこ）

愛知県立大学日本文化学科卒。カナダで6年、オーストラリアで1年の海外生活を経て翻訳の道に。訳書に、『GONE ゴーン Ⅰ～Ⅳ』（ハーパーコリンズ・ジャパン）、『チーム内の低劣人間をデリートせよ』（パンローリング）など。

翻訳協力／株式会社リベル

【免責事項】

※翻訳には正確を期すよう万全の注意を払いましたが、万一記述に誤りがありましても、その責任は負いかねます。

※本書は医学専門書ではなく、本書の記述に基づく行為の結果発生した事故や障害などについて、翻訳者および出版社は一切の責任を負いません。

※本書に記載されているURLなどは予告なく変更される場合があります。何卒ご了承いただきますようお願いいたします。

2019年12月3日　初版第1刷発行

フェニックスシリーズ ⑼⑸

小児期《しょうにき》トラウマと闘《たたか》うツール
――進化・浸透するACE対策

著　者　ナディン・バーク・ハリス
訳　者　片桐恵理子
発行者　後藤康徳
発行所　パンローリング株式会社
〒160-0023　東京都新宿区西新宿7-9-18　6階
TEL 03-5386-7391　FAX 03-5386-7393
http://www.panrolling.com/
E-mail　info@panrolling.com
装　丁　パンローリング装丁室
組　版　パンローリング制作室
印刷・製本　株式会社シナノ

ISBN978-4-7759-4220-8

好評発売中

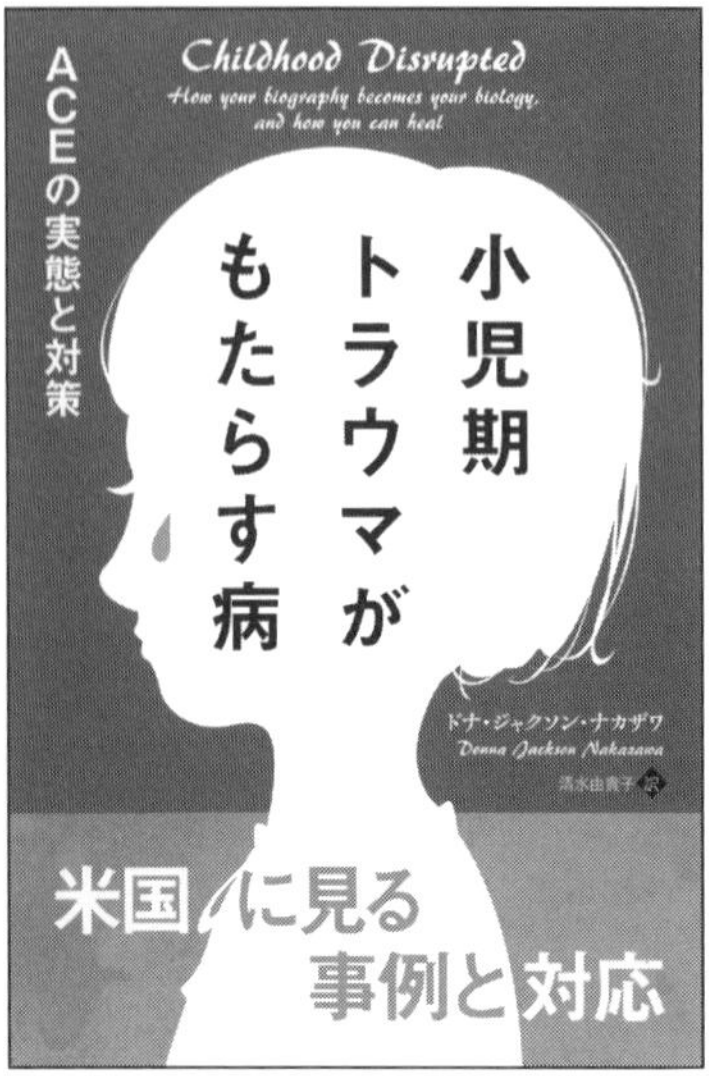

小児期トラウマがもたらす病

ACEの実態と対策

ドナ・ジャクソン・ナカザワ【著】
ISBN 9784775941935　328ページ
定価:本体 2,000円+税

ACE=逆境的小児期体験、理解に向けた1冊

小児期のストレスと成人後の身体・精神疾患発症の相関関係を調べる ACE(Adverse Childhood Experiences:逆境的小児期体験)研究。本書では、トラウマ克服の体験談を交え、脳をリセットし、愛する子どもを救う道筋が示される。

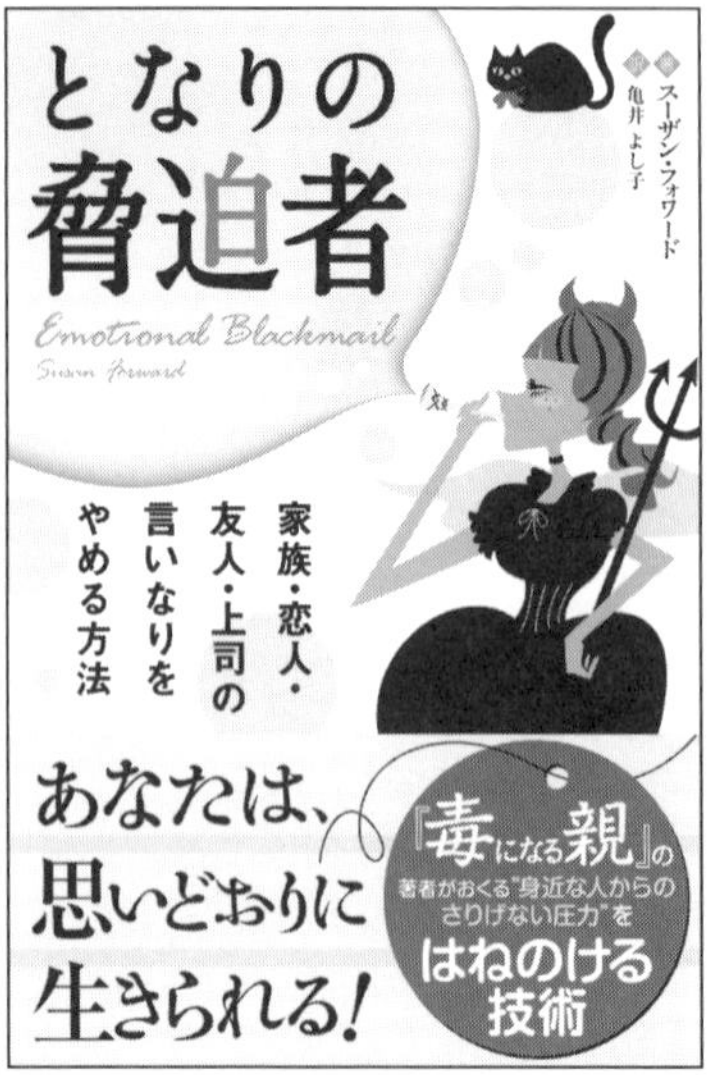

となりの脅迫者

家族・恋人・友人・上司の言いなりをやめる方法

スーザン・フォワード【著】
ISBN 9784775941034　464ページ
定価:本体 1,500円+税

あなたは思いどおりに生きられる!

家族や恋人、友人、上司・部下など身近な人物による、あなたの弱点を巧妙についた微妙な脅迫で、追い詰められたことはありませんか?
本書では、その状況を打開するための対処法を、セラピストである著者がクライアントの実例をもとに解説します。〝となりの脅迫者〟の言いなりになるのはもうやめて、自分の人生を取り戻しましょう。